Enfermedades autoinmunes y dieta antiinflamatoria

Alivio del dolor crónico

3ra Edición
por Mary Solomon

CONTENIDO

Introducción

Gracias y felicitaciones por descargar el libro sobre enfermedades autoinmunes y dieta anti inflamatoria. Si eres como yo y millones de personas más que sufren una enfermedad autoinmune, seguramente estás desesperado por encontrar alivio. Luego de veinticinco años de agotamiento severo, artritis, dolor en las articulaciones, náusea, cefaleas, pérdida de peso, brain fog y neuropatías, he descubierto una dieta que me ha liberado de todos esos síntomas. Sí, de todos y cada uno de ellos! Y también puede funcionarte a ti!

En los últimos años, la medicina moderna ha comenzado a dar cuenta de que nuestra alimentación puede muchas veces ser el catalizador de nuestra enfermedad autoinmune. Los alimentos que hemos tomado por buenos son los que nos enferman.

"Cómo puede ser eso?" me pregunté. Mi familia y amigos consumen esos mismos alimentos y sin embargo no están enfermos. Me resultaba difícil creer que algo tan simple como cambiar mi dieta pudiera también cambiar mi vida.

Yo les sugiero darle una oportunidad! Puede funcionar para tí también, ya sea que sufras de lupus, esclerosis múltiple, síndrome de Sjogren, artritis reumatoidea o cualquier otro síndrome autoinmune.

Primero, comprendamos qué es la inflamación.

La palabra inflamación proviene de la palabra latina inflammo, que significa encender, Es una de las complejas respuestas biológicas de los tejidos vasculares frente a estímulos dañinos, como agentes patógenos, celular dañadas o irritantes. Es la respuesta del sistema inmune a estímulos internos o externos.La inflamación es una respuesta protectora del organismo que implica mediadores, vasos sanguíneos, células huésped y proteínas y representa un intento de parte del cuerpo de eliminar las causas iniciales del daño celular, células necrosadas y tejido dañado debido a una lesión inicial, y comenzar el proceso de sanación.

Cuando una sustancia dañina o irritante ataca alguna parte del cuerpo, el sistema inmune se activa para tratar de eliminarla. Los signos de la inflamación que vemos inicialmente, más específicamente de la inflamación aguda, son los indicadores que da nuestro cuerpo de que está intentando sanar por sí solo.

Sin inflamación, el cuerpo no puede sanar; sin embargo, cuando ésta está fuera de control, como sucede durante las enfermedades autoinmunes como la artritis reumatoidea, puede ser dañina para el cuerpo.

Cambia tu dieta para cambiar tu vida! Tú lo vales.

Capítulo 1: Qué son las enfermedades autoinmunes?

Ya sea que las enfermedades autoinmunes despierten tu curiosidad o que quieras encontrar la forma de curar una que padeces, estás en lugar correcto! Una enfermedad autoinmune se desarrolla cuando nuestro sistema inmune ataca células sanas del cuerpo.

Normalmente, nuestro sistema inmune actúa como una defensa en contra de los gérmenes, bacterias, virus, etc y su trabajo es garantizar que el cuerpo esté protegido de los invasores externos. Teniendo eso en mente, cuando se desarrolla una enfermedad autoinmune, el sistema inmunológico hace exactamente lo contrario de lo que está biológicamente programado para hacer.

Tipos de enfermedades autoinmunes

Actualmente hay 80 enfermedades autoinmunes conocidas. Las más comunes son:

• Síndrome de Sjogren - ataca las glándulas que producen las lágrimas y la saliva. También puede atacar otras áreas como los pulmones, riñones, y sistema neurológico.

• Esclerosis múltiple - la cubierta protectora de los nervios a lo largo de la columna vertebral se degrada, por acción del sistema inmune.

• Psoriasis – Es una enfermedad que afecta la piel. Genera una superproducción de células cutáneas, lo que deriva en la aparición de parches de piel enrojecida, dolorosos y que producen picazón. Puede también causar artritis

• Artritis reumatoidea – El sistema inmunológico ataca las articulaciones. Puede afectar también a los riñones, pulmones y vasos sanguíneos.

• Lupus - puede atacar diversas partes del cuerpo, incluyendo la piel, articulaciones, vasos sanguíneos y riñones.

• Esclerodermia– Esta enfermedad causa un crecimiento anormal de los vasos sanguíneos y tejido conectivo, lo que puede resultar en dificultades para tragar, dificultades respiratorias, anormalidades de la piel, entre otras.

• Síndrome de colon irritable– Incluye la enfermedad de Crohn y colitis ulcerativa. Puede generar dolor abdominal, vómitos, diarrea, hemorragia rectal entre otras

• Enfermedad de Hashimoto– Este desorden afecta la glándula tiroidea, disminuyendo su producción hormonal.

• Rechazo al trasplante: la mayor parte de las operaciones pueden generar inflamación. Si el sistema inmune del paciente trasplantado rechaza el órgano donado, la inflamación se da en este órgano y los tejidos que lo rodean.

• Reacciones alérgicas varias: todas las reacciones alérgicas generan inflamación. El asma causa inflamación de las vías aéreas; la rinitis causa inflamación en tejidos de la nariz, oídos, garganta y membranas mucosas. La gente con sensibilidad o alergia a las picaduras de abejas pueden desarrollar una respuesta alérgica potencialmente letal, llamada shock anafiláctico, si sufren una picadura.

• Diabetes tipo 1: Si la diabetes no recibe el tratamiento adecuado, la inflamación puede desarrollarse rápidamente en diversas partes del cuerpo.

- Celiaquía: Esta enfermedad autoinmune incluye la inflamación y degradación del revestimiento del intestino delgado.

Analizaremos estos y otros desórdenes autoinmunes y cómo afectan a nuestro cuerpo.

Enfermedad de Sjogren

Es un desorden del sistema inmunológico identificado por sus dos síntomas más comunes: sequedad de ojos y de boca.Este desorden suele ocurrir acompañado de otras enfermedades autoinmunes como lupus y artritis reumatoidea. Este síndrome afecta las glándulas secretoras presentes en ojos y boca, asi como tambien a las membranas mucosas, lo que resulta en una reducción en la producción de saliva y lágrimas. Aunque es posible que el síndrome de Sjogren se manifieste a cualquier edad,la mayoría de los pacientes que sufren este síntoma superan los 40 años al momento de ser diagnosticados. Es una condición que afecta más comúnmente a las mujeres. El tratamiento está generalmente asociado al alivio de los síntomas.

Los síntomas principales reportados incluyen sequedad en los ojos y la boca. Para aquellos que padecen inconvenientes con la hidratación ocular, es común sentir sensación de quemazón, picazón y la sensación de tener arena bajo los párpados. Para aquellos que sufren sequedad en la boca, es común sentir como si la boca estuviera llena de algodón, lo que resulta en una dificultada para hablar o tragar.

Hay algunos otros síntomas que pueden aparecer en presencia de este síndrome, como fatiga prolongada, tos seca persistente, sequedad vaginal, rash cutáneo y piel seca; inflamación de las glándulas salivales, especialmente las que se encuentran detrás y delante de los oídos, rigidez en las articulaciones, hinchazón y dolor.

Para aquellos que padecen este desorden, esto significa que el sistema inmune está atacando los tejidos y células del cuerpo. La investigación no ha arrojado resultados concluyentes acerca de por qué algunas personas pueden desarrollar síndrome de Sjogren mientras que otros no. Hay genes que pueden representar un mayor riesgo de contraer este desorden, pero esto parece no ser suficiente causa para que se desarrolle la enfermedad: mucha gente puede poseer el gen necesario y no sufrir este desorden. Se supone que el gen debe ser activado por algún mecanismo disparador, como una bacteria o virus, para dar lugar a la manifestación del síndrome.

Al sufrir el síndrome de Sjogren, tu sistema inmune comienza por atacar las glándulas productoras de humedad en tus ojos y boca. Pero no se detendrá ahí: luego atacará otras partes de tu cuerpo, que pueden ser los nervios, piel, pulmones, hígado, riñones, tiroides y articulaciones. Aunque cualquier persona es susceptible de desarrollar este síndrome, es más común que ocurra entre las personas que presentan al menos uno de los factores de riesgo. Los factores de riesgo son:

• Edad— los que desarrollan este síndrome suelen ser personas que superan los 40 años.

• Sexo— es mucho más común encontrar este desorden en mujeres que en hombres.

• Enfermedades reumáticas— es muy común que las personas que sufren esta enfermedad padecen otras enfermedades reumáticas como lupus o artritis.

Aquellas personas que presenten una combinación de estos tres factores tienen una tendencia mayor a desarrollar este desorden en algún momento de su vida. Es importante hablar con tu médico y seguir los requerimientos nutricionales y dietarios en esta guía para obtener los mejores resultados.

Esclerosis Múltiple

La esclerosis múltiple es otra enfermedad que resulta del ataque del sistema inmune al propio cuerpo. En este caso, el sistem inmune ataca la mielina, la vaina protectora que recubre los nervios. El daño a la mielina genera una disrupción en la comunicación entre el cerebro y el resto del cuerpo. Con el paso del tiempo, los nervios se deterioran, un proceso no reversible para la medicina moderna.

Los signos y síntomas que experimenta quien sufre esta enfermedad pueden variar y dependen del grado de daño y de qué nervios se han visto afectado. En algunos casos en que la enfermedad ha progresado, el paciente pierde la habilidad de caminar independientemente, mientras en otros casos, el paciente puede pasar largos periodos de tiempo en remisión,sin desarrollar síntomas nuevos.

A la fecha, no hay una cura disponible para la esclerosis múltiple. Sin embargo, hay tratamientos que pueden acelerar el tiempo de recuperación luego de un ataque, pueden modificar el curso de la enfermedad y ayudar a manejar los síntomas. Los síntomas pueden variar, dependiendo de la ubicación de la fibra nerviosa que se ha visto afectada. Algunos de los síntomas que pueden manifestarse son:

• Debilidad o entumecimiento de uno o más miembros. Esto suele ocurrir en un lado del cuerpo por vez.

• Pérdida de visión total o parcial, que puede ocurrir en un solo ojo y extenderse al otro. Muchos pacientes manifiestan que este síntoma viene acompañado de dolor al mover el ojo.

• Visión borrosa o doble.

• Cosquilleo persistente en distintas partes del cuerpo.

• Sensación similar a un shock eléctrico que acompaña ciertos movimientos del cuello, usualmente al inclinar el cuello hacia adelante.

• Temblor o falta de coordinación. También puede incluir inestabilidad al caminar.

• Inconvenientes con la función intestinal o de la vejiga.

• Mareos

• Fatiga

• Arrastrar las palabras al hablar

La mayoría de las personas que sufren este desorden experimentan un curso de recaídas   remitentes. Cualquier nuevo síntoma, o recaída, puede desarrollarse en el transcurso de días o semanas y con el correr del tiempo puede haber una mejoría total o parcial de los síntomas. Luego de cada recaída, sigue un periodo de calma, o la remisión, que puede durar hasta meses, o tal vez más. En algunos casos, pequeños aumentos en la temperatura del cuerpo pueden dar lugar a que los síntomas empeoren, aunque esto no es considerado una recaída.

 Alrededor del 60% de los pacientes que se encuentran en el cursando este ciclo de recaídas remitentes eventualmente eventualmente avanzará a la siguiente fase de la enfermedad, que presenta síntomas más progresivos, y que puede o no incluir períodos de remisión. Este empeoramiento de los síntomas incluyen inconvenientes para caminar; el ritmo de esta progresión puede variar de persona a persona.

Algunas personas con este desorden experimentan un comienzo lento, asi como tambien una progresión estable de signos y síntomas de MS (por sus siglas en inglés), sin recaídas. Esto se conoce como esclerosis múltiple primaria progresiva. Cada paciente atraviesa el proceso en forma diferente.

Algunos experimentan determinados síntomas que otros nunca llegan a sufrir; mientras que para algunos pacientes el proceso de degradación es muy lento, tardando incluso años, para otros la progresión de la enfermedad es muy rápida. La forma en que los pacientes puedan manejar la enfermedad, así como la rapidez de la progresión degenerativa, dependerán de las áreas del cuerpo que se hayan visto afectadas y de qué tan avanzado está el ataque del sistema inmune.

Aún se desconocen las causas de este síndrome. Se sabe que es una enfermedad autoinmune en la que el cuerpo comienza a atacar los tejidos internos. Tampoco se tienen certezas acerca de por qué algunas personas desarrollan este desorden mientras otros no. Se puede hipotetizar que está relacionado con infecciones contraídas durante la infancia o la genética misma, pero la causa es aún desconocida.

Si alguien que conoces desarrolla este desorden, es una buena idea pedir ayuda inmediatamente. A pesar de que no existe cura para la MS, es posible desacelerar el proceso y aliviar los síntomas que el paciente pueda estar experimentando. También es buena idea para la familia obtener la ayuda necesaria para lidiar con esta situación a medida que empeora.

Psoriasis

La psoriasis es otra enfermedad autoinmune, aunque no altera nuestra vida de la misma forma que la esclerosis múltiple. La psoriasis es una condición común de la piel que cambia el ciclo de vida de las células cutáneas. Este desorden genera que las células se reproducen con gran rapidez sobre la superficie de la piel. Estas células cutáneas extra forman escamas gruesas y con un tinte plateado, así como también parches rojos y secos, que pueden producir picazón y dolor a quien los sufre.

La psoriasis es una condición permanente y duradera. Algunos pacientes consiguen aliviar los síntomas, pero esos periodos de mejoría se alternan con períodos en que los síntomas empeoran notablemente. No existe una cura para esta enfermedad, pero hay varios tratamientos que logran impedir este crecimiento de la piel tan veloz y que pueden ofrecer alivio al paciente.

También pueden adoptarse determinadas medidas que pueden ayudar a reducir los síntomas de la psoriasis, como la aplicación de cremas con cortisona y la exposición moderada a la luz solar.

Los signos y síntomas de la enfermedad pueden variar de un paciente a otro. Alguno de los síntomas a tener en cuenta son:

- •Articulaciones rígida e hinchadas
- • Uñas gruesas, piqueteadas o con crestas
- • Dolor, ardor o dolor

• Piel seca y agrietada con tendencia a sangrar

• Pequeños puntos o manchas con descamaciones (especialmente en niños pequeños)

• Parches rojizos en toda la piel, cubiertos de escamas plateadas.

Hay diferentes tipos de psoriasis, que se discutirán en detalle más abajo.

Psoriasis en placas

Es l forma más común de la enfermedad. Causa la aparición de lesiones o placas rojizas, elevadas y cubiertas de escamas plateadas. Estas placas producen picazón y pueden también ser dolorosas. Pueden aparecer en cualquier parte del cuerpo, incluyendo áreas de tejido blando como la boca y los genitales. También es posible presentar una sola lesión o muchas en todo el cuerpo.

Psoriasis en uñas

La psoriasis no es una condición que afecta únicamente a la piel; puede afectar también a uñas de manos y pies. Cuando eso ocurre, la enfermedad se presenta en forma de decoloración, crecimiento anormal y picaduras en las las uñas. La psoriasis de las uñas también puede tener como consecuencia que la uña se desprende del lecho ungueal. En los casos más severos, las uñas se desmoronan por completo.

Psoriasis del cuero cabelludo

Si sufres este tipo de psoriasis, tu cuero cabelludo se verá y se sentirá rojo y pruriginoso, con algunas escamas plateadas. Las áreas rojas y escamosas suelen extenderse más allá de la línea capilar, apareciendo en la cara y el cuello. También puedes notar escamas u hojuelas de piel muerta en tu pelo y hombros, especialmente si te has rascado la cabeza.

Artritis psoriásica

Esta es otra fase de la enfermedad que causa mayor dolor e incomodidad al paciente. Sumado a la piel roja e inflamada, aquellos pacientes que sufren de artritis psoriásica deben lidiar también con articulaciones hinchadas y dolorosas, asi como tambien uñas decoloradas y picadas. Los síntomas de esta enfermedad van de leves a severos y esta forma de artritis puede afectar cualquier articulación del cuerpo. Si bien este desorden no es tan imposibilitante como algunas de las otras formas de artritis, aún puede causar daño progresivo y rigidez en las articulaciones, y, en los casos más severos, puede resultar en deformidades permanentes.

Si sufres de psoriasis, tal vez tengas dudas acerca de cuándo debes visitar al médico. Aquí van algunas buenas sugerencias:

• Si comienzas a sospechar que sufres de psoriasis, debes visitar al médico para realizar estudios. Si ya tienes un diagnostico, habla con tu médico al respecto.

• Si la psoriasis se vuelve más que una molestia. Si comienzas a sentir dolor e incomodidad, deberías buscar ayuda inmediatamente.

• Si se torna difícil realizar tareas cotidianas simples.

• Si te preocupa el aspecto de tu piel.

• Si comienzas a sentir inconvenientes con tus articulaciones.Estos inconvenientes pueden incluir incapacidad para realizar tus tareas cotidianas, hinchazón, dolor.

Si algunos de los síntomas que experimentas empeoran o si los tratamientos no te están resultando, es buena idea consultar al médico. Si sientes que la medicación que tomas o la combinación de tratamientos no está funcionando, es buena idea conversar con tu médico acerca de las diferentes opciones que tienes disponibles.

Artritis reumatoidea

El siguiente tipo de enfermedad autoinmune que

describiremos es la artritis reumatoidea. Esta es una enfermedad inflamatoria crónica que generalmente afecta las articulaciones de pies y manos. A diferencia del deterioro que conlleva la osteoartritis, este tipo de artritis afecta el revestimiento de las articulaciones, causando una hinchazón muy dolorosa que eventualmente evoluciona en erosión ósea y deformidad de las articulaciones afectadas.

Este desorden ocurre cuando el sistema inmune ataca los tejidos del propio cuerpo y puede afectar otras partes y órganos del cuerpo, aparte del daño que causa a las articulaciones. Estas partes afectadas pueden incluir vasos sanguíneos, pulmones, ojos y piel.

Aunque esta patología puede darse en cualquier franja etaria, es más común que ocurra después de los 40 años. Este es otro desorden que es más común en mujeres que en hombres. El tratamiento se enfoca en prevenir el daño a las articulaciones y controlar los síntomas, para que el paciente no experimente demasiado dolor. Algunos de los síntomas que suelen acompañar este desorden son

- Articulaciones hinchadas, calientes al tacto y sensibles.

- Rigidez, principalmente durante la mañana, pero que luego dura muchas horas más.

• Pérdida de peso, fiebre, fatiga

• Bultos firmes en el tejido de los brazos, perceptibles bajo la piel.

En su estadio temprano, esta enfermedad afecta las pequeñas articulaciones primero, como las que unen los dedos a las manos o pies. A medida que la enfermedad avanza, los síntomas se extienden a otras partes del cuerpo como hombros, caderas, codos, tobillos, rodillas y muñecas.

En la mayoría de los casos, los síntomas ocurren en paralelo, en la misma articulación de ambos lados del cuerpo. Los síntomas propios de este desorden no tienen siempre la misma severidad y en algunos casos pueden no ser constantes. Períodos de actividad intensa de la enfermedad, conocidos como brotes, a menudo alternan con períodos de remisión, en los que el dolor y la inflamación desaparecen. Con el correr del tiempo, este desorden puede causar que las articulaciones se desplacen y deformen.

Es recomendable visitar a tu médico lo antes posible si sientes dolor e inflamación persistente de las articulaciones. Hay medicaciones disponibles que pueden reducir el dolor y desacelerar la progresión de la enfermedad, haciéndola más fácil de manejar.

Enfermedad inflamatoria intestinal

La enfermedad inflamatoria intestinal se caracteriza por una inflamación crónica de una parte o la totalidad del tracto digestivo. Esta enfermedad incluye la enfermedad de Crohn o colitis ulcerativa. Ambos desórdenes incluyen pérdida de peso severa, fatiga, dolor y diarrea. Dependiendo de la progresión de la enfermedad, puede tornarse debilitante y potencialmente letal.

La colitis ulcerativa es una de las variaciones de esta enfermedad que, si perdura en el tiempo, causa inflamación, llagas y úlceras en el revestimiento interno del colon o intestino grueso y recto. Otra forma de IBD (por sus siglas en inglés) es la enfermedad de Crohn, una forma de esta enfermedad que causa inflamación en el revestimiento del tracto digestivo.

La inflamación se extiende hasta lo más profundo del tejido afectado. Esta inflamación puede afectar diversas áreas del tracto digestivo, como el intestino delgado, el grueso o ambos.

Hay diferentes signos y síntomas que pueden ser indicativos

de que estamos sufriendo este desorden. Estos incluyen

• Diarrea—es uno de los síntomas más comunes que experimentan la personas afectadas por esta enfermedad

• Fatiga y fiebre—muchos de los que sufren este desorden atraviesan periodos de fiebre baja o febrícula. Esto puede resultar en bajos niveles de energía, lo que lleva a estadios de cansancio o fatiga.

• Calambres y dolor abdominal—la ulceracion e inflamacion del intestino puede afectar el movimiento del contenido del tracto digestivo. Cuando estos movimientos no ocurren con normalidad, empiezas a sentir calambres y dolor. En algunos casos puede también haber náuseas y vómitos.

• Sangre en la materia fecal—en ocasiones puedes notar sangre que se elimina con la materia fecal; puede ser sangre roja brillante o sangre más oscura que se mezcla con la materia fecal. En algunos casos, puede eliminarse sangre y que esta pase desapercibida. Es conveniente consultar a un médico cuando esto ocurre.

• Apetito reducido—cuando experimentas calambres y dolor abdominal, como también inflamación, tu apetito se verá afectado.

• Pérdida de peso no intencional— es posible perder mucho peso y desnutrirse cuando se tiene este desorden. Esto es debido a que no es posible digerir correctamente los alimentos y absorber sus nutrientes cuando se padece este desorden.

Como se mencionó anteriormente, hay diferentes tipos dentro de este mismo desorden. A pesar de esto, todos son causados por lo mismo: el sistema inmune trabaja en contra de tu cuerpo, atacando. La mayoría de los tratamientos disponibles tienen como objetivo aliviar los síntomas y retrasar el progreso de la enfermedad. Estos son los tipos más comunes de este desorden:

Colitis ulcerosa

El primer tipo es la colitis ulcerosa. Se lo clasifica por la ubicación de la inflamación así como por la severidad de los síntomas que sufre el paciente. The first type of this disorder is known as ulcerative colitis.

Proctitis ulcerosa

Es un tipo de desorden en donde la inflamación está circunscripta al área justo junto al ano o recto. Puede haber sangrado del recto, lo que suele ser el único signo exterior de la enfermedad. Esta forma de la enfermedad suele ser la más suave.

Proctosigmoiditis

Esta variante del desorden que incluye la inflamación del

colon sigmoide, o el segmento inferior del colon, y el recto. Los síntomas de este tipo de desorden incluyen calambres abdominales, diarrea, and inconvenientes para evacuar el intestino, a pesar de la sensación de necesitar hacerlo.

Colitis izquierda

En este tipo de desorden la inflamación se extenderá desde el recto, a través del sigmoide y del colon descendente. Hay varios síntomas que pueden manifestarse con este tipo de desorden, como pérdidas de peso no intencionales, dolor en el lado izquierdo del cuerpo, calambres o retortijones y diarrea con sangre.

Pancolitis

Este es el tipo de enfermedad que afecta a la totalidad del colon. Hay varios síntomas severos que pueden aparecer con esta enfermedad, que incluyen pérdida significativa de peso debido a la incapacidad de absorcion y digestion de los alimentos, fatiga, dolor y calambres abdominales y diarrea con sangre que puede llegar a ser grave.

Colitis ulcerosa aguda grave

Afecta la totalidad del colon. Antiguamente se la conoce como colitis fulminante. Los síntomas de este tipo de desorden son muy graves. Incluyen incapacidad de comer, fiebre, diarrea profusa y dolor agudo.

Enfermedad de Crohn's

Esta enfermedad puede ocasionar un gran daño al cuerpo. La enfermedad de Crohn incluyen inflamación en diferentes partes del tracto digestivo. Las partes más comúnmente afectadas son el colon y la última sección del intestino delgado.

En algunos casos la inflamación se da únicamente en la pared del intestino, lo que lleva a un estrechamiento debido a la inflamación, a cicatrices o a ambos procesos a la vez.

Este estrechamiento puede llevar a una obstrucción, que trae como consecuencias dolor y grandes inconvenientes. Lo mejor es buscar ayuda profesional lo antes posible.

Aun con la medicina moderna, la causa de la mayoría de la enfermedades autoinmunes sigue sin conocerse.. Algunas teorías incluyen bacterias, drogas y factores ambientales. Aunque las enfermedades autoinmunes son muchas y variadas, todas tienen algo en común: atacan y dañan ciertas partes del cuerpo, lo que resulta en deterioro para el paciente. Hay medicinas que pueden aliviar los síntomas de estas enfermedades, pero esa no es la única forma en que pueden ayudarte. Una simple dieta puede cambiar tu vida para mejor por siempre.

Si padeces alguna de estas patologías, es importante visitar regularmente a tu médico para obtener el tratamiento correcto. También es buena idea consultar si sufres un cambio persistente en la función intestinal o si experimentas algunos de los síntomas descritos aquí. Aunque este tipo de desorden no suele ser letal, es una enfermedad seria y en algunos casos puede poner en peligro la vida. Busca ayuda profesional inmediatamente asi podras mantener los síntomas bajo control antes de que se tornen más difíciles de tratar.

Estas son solo algunas de las enfermedades autoinmunes que puedes encontrar. Todas ellas causan dolor y traen complicaciones al cuerpo, ya que el sistema inmune ha decidido, por algún motivo, atacar al propio cuerpo. Las causas son desconocidas; cualquier persona puede contraer una de estas enfermedades y tener que lidiar con sus síntomas en cualquier momento. Puede haber algunos factores que te hagan más propenso a desarrollar alguno de estos desórdenes, como ser mujer y mayor de 40 años, pero aún se desconoce por qué algunas personas desarrollan patologías mientras otros no.

Además, actualmente no hay cura para estos desórdenes y los tratamientos disponibles apuntan a desacelerar la progresión de la enfermedad, o a disminuir el dolor a medida que la enfermedad avanza. Cada persona sufre la enfermedad de diferente forma. En algunos pacientes la enfermedad progresa rápidamente mientras que otros pacientes pueden sufrir brotes,que llegan y se van y otros sufren los síntomas continuamente durante años.

Una de las formas más seguras de tratar estos desórdenes sin la necesidad de recurrir a medicinas que pueden llegar se dañinas, es alterar el tipo de alimentos que uno consume y evitar aquellos alimentos que se sabe pueden causar inflamación. Anteriormente en esta guía nombramos las dietas libres de gluten, que es un buen plan nutricional si estas sufriendo de algunos de estos desórdenes. También existe una dieta anti inflamatoria, que ayuda a reducir el dolor otra sintomatología. Lo importante cuando comienzas una de estas dietas es recordar que se trata más de un cambio de hábitos que de una dieta regular.

Será difícil abandonarlos completamente sin lidiar con el dolor e inflamación que estabas tratando de evitar en primer lugar. La dieta que se discute en los capítulos siguientes indica lo que debes hacer, como limitar o evitar por completo alguno de los alimentos que causan inflamación.

Antes de comenzar con este plan dietario para tratar la inflamación, o cualquier otra dieta, deberías hacerte el tiempo de consultar a tu doctor. No querrás comenzar algo que pueda llegar a causar más daño que beneficio y tu médico es quien se asegurará de que estés realizando la dieta en forma correcta y podrá monitorearse.

Capitulo 2: Tienes una enfermedad autoinmune?

Si no tienes seguridad al respecto, lee los siguientes síntomas:

- Dificultades para concentrarte (laguna mental)
- Fatiga crónica
- Pérdida o aumento de peso sin explicación
- Varios abortos espontáneos
- Caida de pelo y parches blancos en tu piel
- Ojos y boca continuamente secos
- Dolor abdominal, calambres, distensión abdominal o diarrea frecuente
- Entumecimiento o cosquilleo en manos y pies
- Dolor e hinchazón en articulaciones
- Sensación de estar continuamente enfermo o dolorido

• Intolerancia al calor

• Rash cutáneo recurrente o sensibilidad al sol

Aun cuando presentes varios de esos síntomas, no asumas que tienes una enfermedad autoinmune sin haberlo chequeado con un médico. A veces estos síntomas pueden ser causados por otros problemas no relacionados con las enfermedades autoinmunes.

Que partes del cuerpo se ven afectadas por una enfermedad autoinmune?

Las enfermedades autoinmunes se desarrollan cuando el sistema inmune ataca células sanas del cuerpo, lo que implica que estas enfermedades pueden afectar cualquier parte del cuerpo de una forma u otra. Estas incluyen:

• Glándulas

• Nervios

• Cerebro

• Músculos

• Piel

• Corazón

• Riñón

• Útero

• Ojos

• Boca

• Intestinos

• Páncreas

- Articulaciones
- Pulmones, etc.

Es fundamental tomarse el tiempo para determinar cómo ayudarte a ti mismo a aliviar los síntomas de la enfermedad. Consultar un médico para obtener un diagnóstico apropiado es el primer paso. Luego, puedes comenzar a tratar los síntomas con efectividad y retomar el control de tu propia vida para siempre.

Capítulo 3: Todo acerca de la inflamación

Inflamacion e infeccion no son sinónimos. Algunos microorganismos, como las bacterias o virus, causan infecciones; la inflamación, sin embargo, es la respuesta del cuerpo frente a un estímulo interno o externo, para combatir una herida, minimizar el daño celular, extirpar un organismo invasor, células y tejidos dañados, y comenzar el proceso de sanación. Aunque estos procesos tienen una correlación (la inflamación suele seguir a una infección), es importante reconocer la diferencia.

Como la inflamación sigue a una infección, muchas veces es confundida con la infección en sí. A veces, la inflamación puede ocurrir sin una infección que la antecede, como en el caso de desórdenes como la artritis reumatoidea, en la que el cuerpo interpreta que sus propias células son organismos foráneos o tejido dañado y comienza a matarlas.

Sin inflamación, la destrucción progresiva puede ser peligros y compromete la supervivencia del individuo afectado, Por otro lado, la inflamación crónica puede llevar a enfermedades como la artritis reumatoidea, fiebre del heno, aterosclerosis e incluso cáncer.

Causas de la inflamación

Los factores que pueden causar inflamación son microorganismos infecciosos, agentes físicos y quimicos, respuesta inapropiada del sistema inmune y muerte de los tejidos. La causa más común son los microorganismos, virus y bacterias. Los virus causan inflamación al ingresar y matar a una célula huésped; las bacterias liberan endotoxinas dentro del huésped que llevan a inflamación.

El trauma físico, la congelación, radiación, ácidos corrosivos, álcalis y toxinas y las quemaduras dañan las células del cuerpo, desencadenando el proceso inflamatorio. Otra causa importante de la inflamación, como se mencionó antes, es la errónea respuesta autoinmune del cuerpo. La inflamación puede darse también cuando las células o los tejidos en ciertas áreas del cuerpo comienzan a secarse debido a la falta de oxígeno y nutrientes. Esto sucede generalmente cuando alguna parte del cuerpo no recibe flujo sanguíneo.

Signos clásicos de inflamación

Aunque los términos latinos sean de amplio uso en el campo de la medicina, particularmente medicina occidental, el inglés está también encontrando su lugar en este campo, ya que es el lenguaje internacional con mayor influencia. Un acrónimo muy usado para describir síntomas clásicos en inglés es PRISH. Sin embargo, los términos de origen latino se han utilizado por más de 2000 años. (Nota de la traductora: omitiremos algunas explicaciones ya que muchos de los términos se mantienen iguales en español)

- Dolor
- Calor
- Rubor
- Tumor: Tumor es el término en latín para hinchazón.
- Functio Laesa: Este término latino significa 'función lesionada', que puede interpretarse como 'pérdida de función.'

Estos signos de inflamación son relevantes sólo cuando la

inflamación ocurre en la piel o muy cerca de ella. Si la inflamación ocurre en un órgano interno, solo unos pocos signos pueden ser detectados. Algunos órganos internos pueden no tener terminales nerviosas cercanas, por lo que puede no haber dolor asociado a la inflamación, como en algunos casos de neumonía (inflamación del pulmón). La neumonía se torna dolorosa cuando la inflamación presiona la pleura parietal.

Tests sanguíneos para detectar la inflamación
• Velocidad de sedimentación de los eritrocitos (ESR, por sus siglas en inglés).
• Prueba de proteína C reactiva
• Test de viscosidad de plasma

Capítulo 4: Principales componentes de la inflamación

Existen dos tipos de inflamación: aguda y crónica

Inflamacion aguda

Se da inmediatamente después de una herida u otro estímulo y se torna severa rápidamente. Es la primer respuesta del cuerpo a cualquier estímulo externo o interno y dura unos pocos días, aunque en algunos casos puede extenderse a semanas.

Proceso de inflamación aguda

Los procesos de inflamación aguda implican dos tipos de cambios: celular y vascular.

Cambios vasculares

Cuando una célula o tejido del cuerpo recibe un daño, se da

un proceso de vasoconstricción en el área comprometida; los vasos sanguíneos en el área dañada se contraen inmediatamente. Luego de esta fase pasajera de vasoconstricción, que es considerada de importancia menor para la respuesta inflamatoria, comienza la vasodilatación, en la que los vasos se dilatan y aumenta el flujo sanguíneo hacia el área afectada. Esta fase dura desde 15 minutos a varias horas.

Luego sigue una fase de mayor permeabilidad de los vasos sanguíneos. Generalmente, las paredes de los vasos sanguíneos sólo permiten el pasaje de moléculas de sal y agua, pero luego de una herida, la permeabilidad de los vasos sanguíneos aumenta. Ahora el exudado, el fluido rico en proteínas, se filtra hacia el fluido extracelular de los tejidos, continuando este proceso de filtrado mientras dure la fase aguda. Los agentes coagulantes presentes en el exudado evitan la propagación de microorganismos al resto del cuerpo. Los anticuerpos del exudado intentan destruir los microorganismos invasores.

A medida que el exudado y otros fluidos se filtran hacia afuera de los vasos sanguíneos, el flujo sanguíneo se ralentiza y los glóbulos blancos comienzan a apilarse para poder acercarse a la pared del vaso. Luego, los glóbulos blancos se adhieren a la pared del vaso sanguíneo, su primer paso hacia la emigración hacia el espacio extracelular de los tejidos dañados.

Cambios celulares

La acumulacion de globulos blancos en el lugar de la herida es la característica más importante de la inflamación aguda. Las células más importantes en esta fase son neutrófilos, un tipo de fagocito que envuelve la herida y limpia los restos celulares causados por la herida.

Los neutrófilos, un tipo de glóbulo blanco, segregan enzimas capaces de destruir células y proteínas y son los principales fagocitos encargados de ingerir los virus/bacterias presentes en el proceso de inflamación aguda. Cuando se trata de una herida o daño menor, el suministro necesario de neutrófilos se obtiene de la sangre; cuando el daño es extenso, gran cantidad de neutrófilos, algunos aún inmaduros, son enviados desde la médula ósea, el lugar donde los neutrófilos se generan. La migración de los neutrófilos al sitio de la herida causa hinchazón y dolor en la zona afectada.

Para llevar adelante su función, los neutrófilos deben abandonar los vasos sanguíneos y moverse en dirección a la herida. Este movimiento se ve facilitado por un gradiente de concentración formado por las sustancias, que se difunden desde el área donde el tejido está dañado. Las sustancias liberadas en el sitio de la lesión que crean este gradiente de concentración se denominan factores quimiotácticos. El movimiento de ida de los neutrófilos quimiotaxis.

Un gran número de neutrófilos arribaron al sitio de la herida o infección; en ocasiones la migración de neutrófilos se completa en apenas una hora y media. La inflamación comienza entre 24 y 48 hs después de que los neutrófilos llegan al área lesionada. Posteriormente, los monocitos, un tipo de glóbulo blanco, llegan al sitio de la herida y maduran hasta convertirse en macrofagos. Los macrofagos son más evidentes días o incluso semanas después de la lesión. Los macrofagos son la marca registrada de la inflamacion cronica. Se cree que los leucocitos cumplen un rol en la iniciación y mantenimiento del proceso inflamatorio. Los leucocitos deben migrar desde su lugar habitual en la sangre al lugar de la lesión para cumplir su función. Existe, por lo tanto, algún mecanismo de migración de leucocitos hacia la zona lesionada, en un proceso conocido como extravasación.

Algunos leucocitos actúan como fagocitos y envuelven a las bacterias y virus invasores y a los desechos celulares. Algunos leucocitos liberan gránulos enzimáticos que destruyen microbios. También liberan mediadores para iniciar y mantener el proceso inflamatorio. En general, los granulocitos median en la inflamación aguda, mientras que la inflamación crónica es mediada por leucocitos y monocitos. La fase de inflamación aguda necesita de estimulación continua para avanzar, pero los mediadores inflamatorios tienen un espectro de vida corto y se agotan luego de que el estímulo es removido; al no haber estímulo continuo, la inflamación aguda se detiene.

La cascada de coagulación

• El sistema complementario, una vez activado, produce una serie de reacciones químicas que conducen a la quimiotaxis, aglutinamiento y opsonización y producen el llamado complejo de ataque a membrana (MAC, por sus siglas en inglés)

• El sistema fibrinolítico juega su rol al oponerse al proceso de coagulación y genera varios mediadores inflamatorios.

• El sistema de coagulación produce una capa protectora alrededor del sitio de la herida.

• El sistema libera proteínas, que sustentan el procesos de vasodilatación y otros procesos inflamatorios.

Los mediadores químicos de la inflamación

Aunque el procesos inflamatorio comienza a raíz de una herida, los mediadores químicos liberados luego de la herida ayudan a desencadenar los cambios a nivel vascular y celular que se describen arriba. Estos mediadores químicos se obtienen principalmente del plasma sanguíneo, glóbulos blancos, mastocitos, revestimiento epitelial de los casos, plaquetas y de las células dañadas.

La histamina es uno de los mediadores químicos más conocidos liberados durante la inflamación y se cree que tiene un rol en el proceso de vasodilatación y el aumento de la permeabilidad de los vasos sanguíneos. La histamina es el principal mediador que se libera inmediatamente después de una herida.

Los compuestos lisosómicos liberados a partir de los neutrófilos también incrementan la permeabilidad de los vasos sanguíneos. Varias citocinas liberadas desde las células juegan un rol en los procesos inflamatorios y quimiotácticos. Las prostaglandinas pertenecen a un grupo de ácidos grasos y cumplen una función en el incremento de la permeabilidad de los vasos sanguíneos.

Las prostaglandinas contribuyen a la agregación de plaquetas y causan dolor y fiebre durante el proceso inflamatorio. Las prostaglandinas son producidas a partir del ácido araquidónico, así como los leucotrienos.

Capítulo 5: Eventos que ocurren luego de la inflamación aguda

Sanación: Durante este proceso, las células son capaces de regenerarse y comienzan a sanar. Cada célula tiene una capacidad de sanación diferente. Luego de la inflamación, algunas células se regeneran rápidamente, por ejemplo, las células epiteliales.

Otras células no pueden regenerarse con las misma velocidad; por ejemplo, las células hepáticas no pueden reproducirse con rapidez, pero pueden ser estimuladas para regenerarse. Lamentablemente algunas células no pueden regenerarse. La estructura tisular necesita tener la suficiente simples como para poder ser reconstruida. Piensa en la regeneración de la estructura relativamente simple de la piel y en la compleja estructura de un riñón. Siendo una estructura de relativa simpleza, la piel se regenera fácil y rápidamente; para el riñón, sin embargo, es muy difícil reconstruirse luego de una herida.

El fallo en la regeneración puede conducir a otras enfermedades. Cuando las células hepáticas se dañan, como ocurre en el caso de la cirrosis, el tejido se regenera de forma anormal, lo que puede llevar a hemorragias e incluso la muerte.

Reparación: la reparación del tejido dañado ocurre cuando el tejido recibe un daño considerable, o la estructura original del tejido no puede ser recuperada. Algunas heridas y daños resultan en la formación de cicatrices fibrosas.

Las células epiteliales forman nuevos vasos sanguíneos en la zona comprometida, por medio de un proceso de reparación y los fibroblastos forman una red de tejido conectivo laxo alrededor de la herida. Esta delicada estructura recibe el nombre de tejido de granulación. Nuevos vasos sanguíneos comienzan a funcionar luego de establecer esta red en la zona a reparar, y el colágeno producido por los fibroblastos provee al tejido regenerado de fuerza mecánica.

Finalmente, se forma una densa cicatriz de colágeno. La cicatriz aparece menor al tejido que reemplaza, ya que la cicatriz puede distorsionar y contraer el tejido. Cuando se forma una cicatriz en el tejido del intestino, ésta puede distorsionar la estructura tubular del intestino, y causar una obstrucción debido al estrechamiento del tejido. Los casos más peligrosos de cicatrización ocurren posteriormente a traumas o quemaduras severas.

Supuración

La supuración es el proceso de formación de pus en el sitio de la herida, cuando la remoción de los desechos de la inflamación no es posible. El pus es un fluido espeso y viscoso, consistente principalmente de células muertas y dañadas, bacterias o virus muertos, neutrofilos, macrofagos, y exudado que segregan los vasos sanguineos. En las infecciones por estafilococos y estreptococos, las bacterias que forman pus son la principal causa detrás de su formación. Una vez que el pus se forma en un tejido, es rodeado de una membrana, lo que resulta en una estructura llamada absceso.

El tratamiento de un absceso es complicado, ya que no es fácilmente afectado por antibióticos o anticuerpos. En algunos casos, los abscesos se rompen o revientan luego de un periodo de tiempo; en otros, se requiere de un proceso quirúrgico para removerlos. Luego de que el absceso estalla, el tejido es reemplazado, con ayuda de una proceso de sanación.

Enfermedades / Condiciones que ocasionan inflamación aguda

- Sinusitis aguda
- Un golpe
- Bronquitis aguda
- Garganta irritada o resfrío/ gripe
- Ejercitación intensa
- Apendicitis aguda
- Dermatitis aguda
- Cortes y rasguños en la piel
- Amigdalitis aguda
- Meningitis aguda
- Uñas infectadas en dedos del pie

Capítulo 6: Proceso de inflamación crónica

La inflamación crónica es una inflamación a largo plazo y puede durar días, semanas, meses o inclusive años. La inflamación crónica puede ocurrir:

• Cuando la respuesta a la inflamación aguda no logro eliminar el agente que ocasionó la inflamación.

• Un irritante crónico de baja intensidad que persiste por demasiado tiempo.

• Respuesta hiperactiva del sistema inmune contra sus propias células.

• En ocasiones, como un proceso independiente.

Algunas enfermedades peligrosas e imposibilitados como la artritis reumatoidea, la tuberculosis y las enfermedades pulmonares crónicas se caracterizan por una inflamación crónica. Esta puede comenzar cuando algunos virus o bacterias resisten el mecanismo de defensa del organismo huésped y permanecen en el tejido infectado por más tiempo.

Otros ejemplos de agentes infecciosos incluyen determinados hongos, parásitos metazoos y protozoos. Otras causas que ocasionan inflamación son los agentes foráneos no fagocitados o eliminados por medio de descomposición enzimática, por ejemplo, polvo de silice inhalado y materia que se introduce en las heridas, como astillas de madera o metal.

El estímulo de la inflamación crónica en las enfermedades autoinmunes es normal en el cuerpo, el problema se da cuando el sistema inmune se torna sensible a esta. Las reacciones autoinmunes producen enfermedades autoinmunes como la artritis reumatoidea.

La presencia de células plasmáticas, linfocitos y macrofagos en el sitio de la inflamacion es la verdadera indicación de inflamación crónica. Estas células se obtienen a partir de la sangre con ayuda de factores quimiotácticos. Los componentes clave de la inflamacion cronica son los macrofagos que llevan a la destrucción del tejido y pérdida de funcionalidad del tejido afectado.

Una inflamación crónica típica es la inflamación granulomatosa. Esta inflamación se caracteriza por la formación de granulomas, una coleccion de macrofagos modificados, rodeados por linfocitos. La tuberculosis es un clásico ejemplo de inflamación granulomatosa.

Enfermedades asociadas a la inflamación crónica

• Sinusitis crónica

• Hepatitis activa crónica

• Periodontitis crónica

• Ulcera peptica cronica

• Asma

• Tuberculosis

- Enfermedad de Crohn
- Artritis reumatoidea
- Colitis ulcerosa

Comparación de la inflamación aguda y la inflamación crónica Inflamación e inmunidad innata

La inmunidad innata es un tipo de inmunidad que obtenemos naturalmente al momento de nacer. la inmunidad innata es contraria a la inmunidad adaptativa que obtenemos luego de una infección o a través de la vacunación. Sin embargo, la inmunidad innata, que obtenemos de la naturaleza, no es específica, mientras que la inmunidad adaptativa es específica para diferentes enfermedades.

Polio y la inmunidad adaptativa

Durante la infancia, los niños son vacunados contra el virus de la polio. Esta vacuna produce anticuerpos contra la polio en la sangre, de forma que si el niño se expone a la enfermedad, estos anticuerpos que ya circulan en la sangre eliminarán al virus, evitando que el niño contraiga la enfermedad.

Así es como la inmunidad adaptativa se desarrolla y cómo nos protege de ciertas enfermedades peligrosas, potencialmente imposibilitados de por vida. La inflamación es generalmente considerada un mecanismo de inmunidad innata.

Capítulo 7: Inflamación y dolor

Cuando hay inflamación, viene acompañada de dolor. La gente que padece una inflamación sufre dolores de moderados a severos, rigidez, incomodidad y sufrimiento de acuerdo a la severidad de la inflamación. La inflamación a menudo causa dolor constante y parejo. El dolor a consecuencia de la inflamación es único y distinto, y solo puede ser descrito por la persona que lo sufre. Este dolor puede ser agudo o crónico. En general, la inflamación causa dolor debido a que la inflamación en las áreas inflamadas empuja las paredes de las terminales nerviosas, que son sensibles al tacto.

Dolor visceral

Es un tipo de dolor nociceptivo, y se siente en los órganos internos del cuerpo y cavidades principales, como corazón, riñón, bazo, vejiga, ovarios, útero, hígado. Es muy difícil de localizar. Los receptores nociceptivos detectan inflamación, isquemia y estiramiento. La sensación de cólicos y calambres son típicos ejemplos de dolor visceral.

Dolor somático

Este dolor es asimismo nociceptivo. La sensación de dolor se siente por lo general en huesos, articulaciones, ligamentos y en la piel. El dolor músculo esquelético es caracterizado como dolor somático. Los receptores para el dolor somático son sensibles al estiramiento muscular, vibración, temperatura e inflamación.

Dolor nociceptivo

Los receptores específicos se activan para detectar este dolor. Estos receptores son sensibles a la temperatura, vibración, estiramiento y ciertas sustancias químicas que se liberan luego de una herida o lesión celular. El término nociceptivo significa 'que causa o reacciona al dolor.' La causa del dolor es usualmente externa al sistema nervioso y luego el sistema nervioso reacciona o responde a él.

Factores de riesgo para la inflamación

• Comidas tóxicas: una dieta rica en azúcares e hidratos de carbono procesados, comidas grasosas y carne roja de animales criados convencionalmente está asociada a un incremento del riesgo de sufrir una inflamación.

• Consumo excesivo de Omega 6: las grasas que poseen Omega 6 son precursoras de los eicosanoides, células involucradas en la inflamación. Entonces, consumir grandes cantidades de grasas Omega 6 puede ser peligroso.

• Menos consumo de Omega 3: Los alimentos que contienen Omega 3 son precursores de los eicosanoides antiinflamatorios; son un componente importante del proceso antiinflamatorio. Menos Omega 3 implica menos precursores de eicosanoides antiinflamatorios.

• Stress crónico: La vida actual es estresante. Cargas laborales extenuantes, política, compromisos de trabajo, facturas difíciles de pagar, falta de tiempo para ejercitar, inestabilidad y desempleo que crecen, todos estos factores se incrementan día a día, volviéndose muy difíciles de manejar. Hay grandes posibilidades de que tu cuerpo desarrolle una inflamación como respuesta al stress emocional.

• Patrones de sueño inadecuados: poco sueño o sueño inadecuado elevan el riesgo de inflamación. Los patrones de sueño interrumpido o falta de horas de sueño es un problema crónico que agobia a gran parte de la población en países desarrollados. Generalmente nos acostamos tarde, nos levantamos temprano y pasamos mucho tiempo con nuestros dispositivos móviles durante el poco tiempo del que disponemos para dormir.

• Mala salud intestinal: Una gran parte de nuestro sistema inmune se encuentra en el intestino. Tener un mal ritmo intestinal significa que tu respuesta antiinflamatoria no es la mejor.

• Una vida demasiado ocupada: Cuando dedicamos demasiado tiempo a usar nuestra computadora o teléfono para leer correos, comunicarnos o como entretenimiento, indirectamente estamos poniendo nuestro cerebro y nuestro cuerpo bajo un gran stress. Somos seres humanos, no computadoras o máquinas. Nuestro cuerpo necesita reposar. El estilo de vida actual puede perturbar nuestro sistema inmune, afectando la respuesta inflamatoria.

• No disfrutar de la naturaleza: En la actualidad, pasamos demasiado tiempo entre cuatro paredes, o en autobuses, trenes y ciudades. No vamos a parques, zoos u otros lugares donde disfrutar de la naturaleza. Pasar tiempo disfrutando de la naturaleza puede tener un efecto positivo sobre nuestro cuerpo.

• Vida sedentaria: Nuestro estilo de vida orientado a la tecnología nos está llevando a vivir una vida sedentaria, y la falta de movimiento y actividad se relaciona directamente con la inflamación sistémica. Nos hemos olvidado de cómo se camina; usamos automóviles para ir a cualquier lado y tampoco tenemos tiempo para hacer una actividad física.

• Actividad excesiva: alguna gente corre y entrena demasiado sin dar tiempo a su cuerpo para recuperarse. La gente que entrena demasiado sin permitir a su cuerpo reposar puede desarrollar una inflamación crónica.

Capítulo 8: Posibles tratamientos para la inflamación

Todo profesional de la salud y paciente debe recordar que la inflamación es uno de los aspectos más importantes del proceso de sanación. En ocasiones es obligatorio reducir la inflamación, mientras que en otros casos no es necesario para nada.

Drogas anti inflamatorias

Drogas antiinflamatorias no esteroides (NSAIDS)

Los NSAIDS se usan para reducir el dolor asociado a la inflamación, ya que bloquean las enzimas ciclooxigenasas, que producen prostaglandinas, los mediadores que causan dolor. Al inhibir la síntesis de prostaglandinas, la sensación de dolor desaparece o se reduce notablemente. Algunos ejemplos son: Naproxeno, ibuprofeno, aspirina.

Los NSAIDS no deben ser usados regularmente sin supervisión médica. Las úlceras estomacales y hemorragias que ponen en peligro la vida están asociados al uso prolongado de NSAIDS. Estas drogas también pueden empeorar los síntomas de asma y dañar los riñones. Excepto la aspirina, las otras drogas NSAIDS están asociadas al infarto de miocardio y accidentes cerebrovasculares.

Acetaminofeno (Paracetamol, Tylenol): Estas drogas pueden reducir el dolor asociado a la inflamación, pero no reducir la inflamación en sí. El acetaminofeno es una muy buena droga si se busca reducir el dolor permitiendo que el proceso de inflamación siga su curso

Antiinflamatorios inmuno selectivos

IMULAN Bio Therapeutics, LLC, formuló esta clase de droga antiinflamatoria. Algunos estudios han demostrado claramente las propiedades antiinflamatorias de estas drogas. El mecanismo de acción cambia la activación y migración de las células del sistema inmune que proliferan durante la respuesta inflamatoria. Sin embargo, estas drogas aún están siendo usadas en animales, aunque se cree que pronto estarán disponibles para administración en humanos.

Corticoesteroides

Los corticosteroides son hormonas naturales producidas en la porción externa de la glándula adrenal. Actualmente, se sintetizan en laboratorios y se incorporan a medicamentos. Los corticoesteroides tienen acción anti inflamatoria, bloqueando la liberación de fosfolípidos. Gracias a esta reacción, un número de mecanismos inflamatorios se debilitan.

Existen dos clases de corticoesteroides.

Glucocorticoides:

Cuando nos encontramos sufriendo estrés, nuestro cuerpo sintetiza glucocorticoides, los cuales, según se cree, cumplen un rol en el metabolismo de proteínas, grasas y carbohidratos. Los corticosteroides sintéticos se usan para reducir la inflamación de muchos desórdenes inmunológicos como artritis, asma, hepatitis, etc. Las fórmulas de uso tópico se prescriben para la inflamación de ojos, piel, pulmones y nariz.

Mineralocorticoides:

Esta clase de corticosteroides regulan el balance de sales y agua en el cuerpo. Las drogas que poseen mineralocorticoides se usan para control de sales en pacientes con insuficiencia adrenal.

Los efectos secundarios de los corticosteroides están asociados a la dosis aplicada y la frecuencia de uso de estas drogas. Las probabilidades de desarrollar efectos secundarios son mayores en el uso de corticosteroides orales comparado con inhaladores, inyectables o preparaciones dermatológicas. La inhalación de corticosteroides para el tratamiento del asma puede incrementar el riesgo de desarrollar candidiasis oral. Enjuagar la boca con agua fresca luego de cada aplicación del inhalador puede resultar beneficial. Los glucocorticoides pueden llevar al Síndrome de Cushing, mientras que el uso de mineralocorticoides puede desarrollar hipertensión.

Algunos alimentos/hierbas que tienen una respuesta anti inflamatoria

• Curcuma: esta es una planta de la familia del jengibre. Actualmente se están investigando posibles beneficios para el tratamiento de la enfermedad de Alzheimer, la artritis reumatoidea y otros desórdenes inflamatorios.

• Cannabis: El Cannabis contiene cannabicromeno, una sustancia química que se cree tiene propiedades anti inflamatorias.

• Jengibre: el jengibre se usa tanto como condimento así también como droga. El jengibre se ha usado durante mucho tiempo como agente carminativo. Se ha usado durante cientos de años como medicina para la dispepsia, cólicos, constipación y para la reducción del dolor producto de la artritis

• Hyssop Hyssopus: esta es una planta que pertenece a la familia Lamiaceae. Se usa también en la coloración de algunas bebidas. Esta hierba se mezcla con otras hierbas como el anís y se usa para el tratamiento de enfermedades pulmonares y algunas inflamaciones. Sin embargo, ten cuidado ya que el aceite de estas hierbas es peligroso.

• Harpagophytum procumbens: Es una hierba autóctona de Sudáfrica y semeja la planta de sésamo. Se cree que esta hierba tiene propiedades sedativas, diureticas y analegesicas.

• Hongos Shiitake: al poseer polisacáridos de alto peso molecular, estos hongos de origen asiático mejoran el sistema inmune en general.

• Semillas de Chía: Son ricas en grasas Omega 3
y colaboran en la reducción de la inflamación.

• Ensalada de enzimas y probióticos: esta ensalada promueve la formación de flora intestinal, ayuda a desintoxicar y combatir la inflamación.

• Arándanos: contienen gran cantidad de
agentes antioxidantes. Son alimentos deliciosos,
saludables y anti inflamatorios.

Capítulo 9: Qué es una dieta anti inflamatoria?

Si estás buscando un plan dietario que alivie los síntomas de la inflamación, entonces las dieta anti inflamatoria es para ti. Esta dieta es diferente a las todas las demás, y no solo porque no tiene un nombre elegante como otras dietas.

Mientras que otras dietas se concentran en la pérdida de peso y controlar un número de problemas de salud, esta dieta en particular solo se propone lidiar con los problemas que resultan de la inflamación de las articulaciones. Seguramente verás pérdida de peso y cambios generales en tu salud, pero eso se debe a los alimentos que consumirás y los que evitarás más que a la dieta en particular.

Un plan dietario anti inflamatorio no es tanto una dieta como una nueva forma de comer por el resto de tu vida, que te ayudará a reducir la inflamación de las articulaciones y los problemas que esta conlleva. Es un grupo de dietas con el mismo objetivo: ayudarte a sentirte mejor y moverte con mayor facilidad. Hay muchos sitios web, libros, y otras fuentes de información disponibles para seguir esta dieta con éxito. Cada uno de los planes que se engloban bajo el mismo nombre te indicará la forma de seguirlo para lograr el resultado final.

Muchos nutricionistas están de acuerdo en el hecho de que una dieta de estas características puede ser fantástica para tu salud en general, aun cuando no sufras dolor o inflamación. Otros beneficios de seguir este tipo de dieta incluyen alivio de las articulaciones artríticas, reducción de la presión sanguínea y el colesterol, control sobre cardiopatías existentes y reducción de eventos coronarios a futuro.

Algunas de estas condiciones serán tratadas más efectivamente si se sigue un plan de alimentación con los hallados en este tipo de dietas, mientras que otras requerirán tratamiento externo también. Se necesitara mayor evidencia para determinar la efectividad de este tipo de dieta en condiciones de origen externo.

La primera pregunta que probablemente te harás es que es una dieta anti inflamatoria. Es básicamente un plan dietario cuyo objetivo es mantener el cuerpo saludable, sin inflamación constante y consistente. Esto se logra monitoreando el tipo de comidas que consumes para evitar la inflamación.

Hay varios tipos de dietas diferentes que se engloban bajo el término dieta anti inflamatoria y todas ellas han mostrado grandes resultados en la reducción de inflamación en el cuerpo. Adicionalmente, si puedes reducir la inflamación dentro de tu cuerpo, esto ayudará a controlar o prevenir otras enfermedades.

Según Russell Greenfield, profesor de la Universidad de Carolina del Norte y médico particular, "Está claro que la inflamación juega un rol mucho mayor en ciertas enfermedades de lo que solíamos creer." A medida que se sabe más de la inflamación y cómo puede curarse y manejarse, probablemente sabremos mucho más acerca de ella a futuro.

La investigación aún está en proceso, pero los resultados preliminares muestran que muchas enfermedades pueden ser detonadas debido a la inflamación que se encuentra en el cuerpo. Estas enfermedades incluyen cáncer, cardiopatías, Alzheimer e incluso apendicitis.

Para mucha gente, la inflamación solo es algo irritante y que les impide o dificulta hacer las cosas que desean; sin embargo, a menudo la inflamación incluye mucho más, lo que la hace mucho más preocupante. Algunas personas tienen altos niveles de inflamación, aunque siguen sintiéndose bien. Aquellos que siguen la dieta americana tradicional consumen grandes cantidades de alimentos que contienen ácidos grasos Omega 6. Estos ácidos que se encuentran en la comida rápida y procesada, y que son tan sabrosos, se ajustan perfectamente al estilo de vida americano.

Adicionalmente, muchos americanos evitan comer ácidos grasos ricos en omega 3, que su cuerpo necesita para mantenerse saludable y que se obtienen de suplementos y pescados de agua fría. Cuando estos nutrientes no están en sincronía, la inflamación aparece como resultado, empeorando con el paso del tiempo.

Mucha gente se pregunta cuáles son las dietas que entran dentro de esta categoría. Una de las más populares que se asemeja es la Dieta Mediterránea, según Christopher

Cannon, profesor de medicina en la Escuela de Medicina de la Universidad de Harvard. El es el responsable de escribir la "The Complete Idiot's Guide to Anti inflammatory Diet" (algo así como la Guía de Dieta Anti inflamatoria para el Completo Idiota). En este libro encontrarás los alimentos y vitaminas recomendados para las personas que siguen estos planes dietarios, para tener un mayor éxito y prolongar esta dieta en el tiempo.

Andrew Weil, un médico educado en Harvard, es quien desarrolló originalmente esta plan nutricional. Well ha sostenido por mucho tiempo que hay alimentos en la cocina americana que causan la inflamación que mucha gente experimenta. Una dieta pobre conducirá a esta inflamación, que puede tratarse cambiando los alimentos que se consumen. Los malos hábitos alimenticios deben ser cambiados tan pronto como sea posible para prevenir enfermedades como el Alzheimer, cáncer y enfermedades coronarias.

Algunos de los factores que pueden fomentar la inflamación incluyen la dieta, el nivel de actividad física, el estrés, y algunas toxinas ambientales. Cuando sigues una dieta anti inflamatoria, eliminarás los alimentos dañinos para tu cuerpo y los sustituimos por otros que te ayudarán a reducir la inflamación.

La idea general detrás de la dieta anti inflamación es que aprenderás a incrementar tu salud física y mental, asegurandote de que tu cuerpo siempre tenga la energía que necesita y reduciendo el riesgo de contraer ciertas enfermedades. De esta forma proveemos a tu cuerpo de los nutrientes que necesitas incluyendo abundante agua, limitadas proteínas animales, grasas saludables, y frutas y vegetales ricos en fibras.

Un tipo de proteína que sí se sugiere dentro de este plan dietario, aunque se trate de una proteína animal, es el pescado, ya que posee grandes cantidades de ácidos grasos omega 3, que pueden ser muy útiles para el tejido inflamado.

La persona que sigue esta dieta consume entre 2000 y 3000 calorías diarias, dependiendo de tu nivel de actividad, tamaño y género. Alrededor del 40 o 50% de las calorías las obtienes de los carbohidratos que consumes. Otro 30% se obtiene de las grasas y el resto proviene de las proteínas que consumes. Es recomendable mezclar estos nutrientes en cada comida.

Este tipo de dieta se considera una variante de la Dieta

Mediterránea, ya que comparte muchos de sus supuestos y es de donde Weil extrajo sus ideas principales. Los dos programas son muy similares, excepto por la incorporación de algunos elementos anti inflamatorios como el chocolate negro y el té verde. El programa sugiere la ingesta de muchos alimentos frescos, especialmente frutas y verduras. Los nutrientes que se encuentran allí son excelentes para combatir el cáncer y otras enfermedades degenerativas. También debes asegurarte de consumir las cantidades necesarias de ácidos grasos omega 3, que se encuentran usualmente en el pescado, y evitar los fritos y la comida rápida.

Aunque esa es una guia bastante clara de lo que podrías encontrar en una dieta, los lineamientos de cada dieta son más específicos. Por ejemplo, no puedes comer el tipo de carbohidrato que elijas y esperar que eso funcione para ti.

En lugar de eso, necesitas prestar atención al tipo de carbohidrato que consumes y elegir los que ayudan a mantener los niveles de azúcar en sangre bajos y estables. Esto significa que nunca debes elegir carbohidratos procesados o con azúcar agregado. Elige mejor opciones más saludables como frutos rojos, calabazas, porotos y granos integrales.

Otra cosa que debes recortar de tu dieta son las grasas saturadas. Esto incluye carnes grasosas, crema, manteca, margarina, aceites parcialmente hidrogenados, y manteca vegetal. A tu cuerpo le toma mucho trabajo procesar estas grasas poco saludables, por lo que es mejor elegir opciones más saludables para tu cuerpo.

Existen otras grasas que puedes incorporar siguiendo esta dieta, como paltas, aceite de oliva extra virgen y ácidos grasos omega 3, que son cruciales para este plan alimenticio ya que han probado ser efectivos en la reducción de la inflamación. Los pescados de agua fría, como arenque, sardinas, salmón, son las fuentes más recomendadas de incorporar omega 3 y deberías consumirlos al menos dos veces por semana. Si eso no es posible, puedes incorporar un suplemento para asegurarte de estar incorporando los nutrientes adecuados.

La proteína es relevante en esta dieta, para mantener tus músculos fuertes y sanos. Debes tener cuidado de las fuentes de incorporación de la proteína, ya que hay carnes que no están permitidas en esta dieta. Algunas de las fuentes de proteína que incluye este plan son los porotos de soja, otros tipos de porotos, queso, yogurt y pescado.

Esta dieta pone el énfasis en la presencia de color en tu dieta. Mientras más color consumes, más probabilidades de que estés siguiendo la dieta correctamente. Los vegetales y frutas coloridos son necesarios para obtener los nutrientes que tu cuerpo necesita para prevenir la inflamación, como por ejemplo hojas verdes, crucíferas, frutas amarillas y naranjas, tomates y frutos rojos. También es recomendable, dentro de lo posible, que consuman vegetales orgánicos para evitar los pesticidas.

El agua que bebas debería ser purificada. Algunas toxinas, como cloro y cloraminas, pueden encontrarse en el agua y pueden ser la causa de tus problemas inflamatorios. El té es otra buena opción, en especial si lo consumes en lugar de café. Elige las variantes oolong, verde o blanco.

Otro beneficio de este tipo de dieta es que permite la incorporación de chocolate negro y vino tinto. El chocolate debe ser 70% chocolate o no estará permitido. El vino tinto es una buena opción si sufres alguna cardiopatía, ya que se ha comprobado que es beneficial para esas enfermedades. No obstante, debes beberlo con moderación.

Las ideas que propone este plan son fáciles de comprender. Con este plan alimentario, estarás cambiando tus hábitos alimenticios con la esperanza de que te permitirá reducir el dolor que trae la inflamación o cualquier otra patología que surja en el proceso.

Aunque la pérdida de peso es posible con este plan, no es la principal razón por la que la gente elige seguir esta dieta. La principal razón es que buscan obtener alivio para un dolor crónico, para extender su vida y mejorar su calidad. En los siguientes capítulos explicaremos esta dieta en profundidad para que la entiendas mejor.

Capítulo 10: Alimentándose según una dieta anti inflamatoria

Antes de comenzar con cualquier dieta, es una buena idea saber qué comida debes comer y cual debes evitar. Cada plan dietario será un poco diferente a los demás, ya sea en los tipos o cantidades de alimentos que puedes comer o la cantidad de veces por dia qué debes consumirlos.

La dieta anti inflamatoria se propone ayudarte a cambiar tu dieta para incorporar alimentos que previenen y reducen la inflamación que sufres. Esto te otorgará un mayor bienestar y te ayudará a prevenir otras enfermedades en el futuro. Este capítulo te permitirá entender más acerca de los alimentos que requiere este plan, para que logres tener éxito.

Alimentos a incorporar

Comenzaremos con los alimentos que tienes permitidos. Los primeros alimentos recomendados son aquellos ricos en ácidos grasos omega 3. Se ha demostrado en diversos estudios que este tipo de ácidos son buenos para reducir la inflamación en tus articulaciones o cualquier otra parte de tu cuerpo.

Este estudio reveló que existe un receptor proteico en tu cuerpo que detona la inflamación que se asocia con la diabetes y la obesidad. Este receptor se une a los ácidos grasos omega 3, haciendo que la inflamación en tu cuerpo se reduzca. Según el centro Médico de la Universidad de Maryland, puedes obtener gran cantidad de ácidos grasos omega 3 del pescado.

Algunas de las mejores opciones para obtener estos nutrientes incluyen anchoas, sábalo, eperlano, sardinas y salmón. Esto no significa que debes consumir pescado todo el día para obtener este ácido graso; también puedes incorporar avellanas, aceite de calabaza, semillas de calabaza, porotos de soja, y semillas de lino.

El siguiente elemento en la lista son los alimentos con gran cantidad de vitamina C, ya que este nutriente ha demostrado servir para reducir la inflamación, según el Profesor Block de la Universidad de California. Se ha probado que la vitamina C reduce los niveles de proteína C reactiva, también conocida como CRP. Esta proteína es causa de inflamación en el cuerpo y está también relacionada con la diabetes y las enfermedades coronarias. esto significa que si logras inhibir el receptor incorporando grandes cantidades de vitamina C en tu dieta, no solo reducirás la inflamación sino que también podrías estar controlando otras variables como la diabetes y cardiopatías. Algunos de los alimentos que deberías incorporar a tu dieta son melones, damascos, papayas, frutillas, pomelos, kiwis y naranjas.

La curcuma esta comenzando a ser una especia popular, ya que mucha gente está tratando de mejorar su salud. Esta especia es maravillosa para reducir la inflamación. Segun los doctores Art Presser y Gene Bruno, ambos miembros de la Academia Americana de Nutrición, la curcuma es muy común en la cocina oriental, donde se manifiestan menos casos de inflamación que en otras partes del mundo. Esto se debe a que la curcuma contiene curcuminoides quie ayudan a prevenir la inflamación porque inhiben varios receptores que desencadenan la inflamación en primer lugar.

La piña es otro alimento que puedes comer para reducir la

inflamación. La pulpa y el tallo contienen una enzima llamada bromelina, que ha demostrado ser efectiva en la reducción de una variedad de inflamaciones producto de la artritis reumatoidea, sinusitis, inflamación de venas e inflamación a consecuencia de una cirugía. Esta enzima también ha ayudado en el tratamiento de la inflamación producto del síndrome de túnel carpiano.

Mientras sigues este tipo de dietas, debes asegurarte de elegir los granos integrales. Muchos nutricionistas nos podrán indicar las bondades de incluir gran cantidad de granos integrales. Una forma de determinar si lo que estás comiendo son cereales integrales es ver si son suaves y esponjosos o gomosos y fibrosos. Si son suaves, alejate de ellos y busca alguno que sea fibroso. Existen diferentes granos que entran en esta categoría, como pastas de harina integral, arroz integral, e incluso panes y avena.

Las frutas y vegetales son extremadamente importante cuando se sigue este tipo de dieta, ya que constituyen la mayor parte de los alimentos que vas a consumir. Cuando elijas frutas, mientras más color puedes incorporar, mejor.

Mayor variedad significa mayor nutrición en cada una de tus comidas, así como también presencia de antioxidantes que tu cuerpo necesita para mantenerse saludable y fuerte mientras combate la inflamación. Mientras más frutas y verduras coloridas incorpores, en mejor estado estará tu cuerpo para luchar contra la inflamación. Es recomendable consumir al menos nueve porciones de estos productos al día.

Consume la clase adecuada de grasas para obtener los mejores resultados en tu lucha contra la inflamación. Para comenzar, debes incluir ácidos grasos omega 3, y es preferible obtenerlos del pescado. También es posible obtenerlos a partir de un suplemento, si no consigues incorporar la clase correcta de alimentos a tu dieta. Algunas opciones son aceite de pescado, semillas de lino y frutos secos.

Mientras te encuentres siguiendo esta dieta, debes asegurarte de cortar de tu alimentación toda la comida procesada que acostumbras comer. La comida procesada es como veneno para alguien que está sufriendo un proceso de inflamación, por lo que es mejor evitarlos para mejorar tu estado de salud general. Deberías limitar o eliminar los azúcares, harinas refinadas, comidas procesadas, y grasas trans y saturadas.

Los antioxidantes son fundamentales en este plan

alimentario. Estos nutrientes han demostrado ser efectivos para prevenir enfermedades en aquellas personas que los han incorporado a su dieta, aparte de reducir los síntomas de la inflamación. Hay muchos alimentos que puedes elegir, como algunas especias, té verde, granos integrales, soja, frutos secos, hongos, vegetales, frutas, y aceite de oliva extra virgen. Todos ellos pueden ayudar a prevenir el daño tisular que causa inflamación en las articulaciones.

Los antioxidantes presentes en estos alimentos bloquean el oxígeno que puede ingresar al tejido y causar daño a través de la inflamación. Los antioxidantes también previenen condiciones como la demencia, el cáncer, las cardiopatías y muchos otros problemas de salud.

La idea detrás de este plan dietario es cambiar tus hábitos físicos y alimenticios. Necesitas un estilo de vida saludable para lograr una mejoría en tu salud y bienestar; no es suficiente seguir una dieta y esperar que eso solo funcione. Deberás cambiar muchas cosas en tu estilo de vida para alcanzar los beneficios que esperas.

Aparte de agregar los beneficios que conlleva una dieta anti inflamatoria, necesitas eliminar el stress de tu vida, adoptar una rutina diaria de ejercicios, y alejarte de toxinas como el smog y el tabaco. Hacer todo esto hará milagros por ti.

Comidas a evitar

Ahora que tienes una idea clara del tipo de alimentos que tu cuerpo necesita para seguir un plan dietario de este estilo, debes aprender que comidas deben ser evitadas si deseas obtener los beneficios que este plan promete. No te hara ningun bien incorporar todos los alimentos saludables si sigues incluyendo en tu dieta los malos alimentos.

Evitar determinados alimentos en esta dieta es fundamental. Aquí te presentare algunos de los grupos alimenticios que debemos evitar tanto como sea posible para obtener los mejores beneficios.

El primer grupo alimenticio que debes evitar son las grasas trans. Estas se encuentran en un número importante de tus comidas favoritas favoritas, como los pancakes, mezcla de tortas, glaseado, manteca vegetal, margarina y papas fritas. Piensa en las comidas que más te gustan y recuerda que la mayoría no estará permitida si quieres prevenir el inflamacion.

Según un estudio publicado en el 'American Journal of

Clinical Nutrition', en el año 2004, se estableció una relación entre la inflamación y la ingesta de grasas trans en mujeres. El estudio rastreó la inflamación en los participantes usando monitores para medir los niveles de marcadores de inflamación en la sangre. Este estudio determinó que la mujeres que consumían grandes cantidades de grasas trans eran las que mostraban niveles más altos de marcadores de inflamación. Entonces, evita estas comidas tanto como puedas si piensas seguir una de estas dietas.

Luego, debes evitar también las grasas saturadas, ya que no son mejores para ti que las grasas trans. Las grasas saturadas son básicamente las que se encuentran en productos animales, como la carne, el helado, la pizza y las hamburguesas. La carne roja y los productos lácteos no descremados tienen mayor cantidad de grasas saturadas que cualquier otro producto del mercado.

Según la American Heart Association, este tipo de grasas estimulan la inflamación dentro del tejido adiposo. Esto genera resistencia a la insulina en algunos pacientes, que es el comienzo del síndrome metabólico y la diabetes tipo 2. Trata de limitar tu ingesta de productos ricos en grasa saturada para evitar mayor inflamación.

Mientras que algunos granos están permitidos en esta dieta, es importante saber la diferencia entre los que puedes permitir y aquellos que debes evitar. Según un estudio publicado en el 'Journal of Nutrition', en 2010 que examinaba la relación entre inflamación, harinas refinadas y granos integrales, aquellos que consumen granos integrales sufrían menos inflamación mientras que los que consumen harinas refinadas la padecen en mayor grado. Cuando los granos son refinados muchos de sus nutrientes se destruyen en el proceso. Es mucho mejor elegir granos integrales y trigo integral cuando es posible. De esa forma obtienes más nutrientes y evitar el azúcar agregado que tienen las versiones refinadas, a la vez que combaten la inflamación.

El azúcar es un NO en la dieta anti inflamatoria. esto incluye bebidas azucaradas o gaseosas que consumas habitualmente. Un estudio publicado en el 'American Journal of Clinical Nutrition' investigó los efectos de las bebidas azucaradas sobre la inflamación en hombres normales.

El estudio tomó como variable el consumo moderado de bebidas para ver cómo afectaría a aquellos que solo consumen azúcar ocasionalmente. Los participantes del estudio consumieron 40 gramos de una bebida azucarada cada día durante el experimento. Durante este lapso, cada uno de ellos experimentó un incremento en sus niveles de inflamación. En una botella de gaseosa hay 65 gramos de azúcar, un número más alto del analizado en este estudio, por lo que los resultados serían aún más dramáticos.

Si quieres reducir tu inflamacion, debes eliminar el azúcar tanto como sea posible.

Capítulo 11: Donde encontrar recetas?

Si has decidido comenzar la dieta Mediterránea, una de las preguntas que probablemente te hagas es donde encuentro recetas. Puede ser desafiante pensar en recetas nuevas y motivantes para probar en casa.

Una forma de incorporar nuevas y saludables comidas a tu dieta es buscar nuevas recetas que nunca antes hayas preparado. Hay muchos lugares donde buscar, ya sea online, en paneles de discusión, libros de recetas específicamente de dieta Mediterránea, libros de recetas regulares, y tomar ideas de amigos y familia.

Un buen lugar para encontrar ideas de recetas de dieta anti

inflamatoria es online. Solo tienes que tipear un par de palabras clave y tendrás cientos de páginas con consejos y recetas a tu disposición. Estos sitios web también te muestran cómo preparar la comida y te brindan opciones de guarniciones y postres para acompañar tu comida. Estando en linea tambien puedes encontrar respuestas a cualquier pregunta que puedas tener acerca de esta dieta.

Otro lugar donde puedes encontrar recetas es en los foros y paneles de discusión, ya que están llenos de gente que ha probado diferentes dietas antiinflamatorias y tienen ideas acerca de cómo continuar con la dieta, sin perder la motivación, de diferentes planes de ejercicios y recetas que puedes probar. Puedes buscar en un foro que sea específicamente para esta dieta o puedes buscar uno que sea solo para dietas bajas en grasas. Si encuentras un panel de discusión que no es específico para esta dieta, debes recordar que tal vez necesites aplicar algunos cambios a las recetas para que se ajusten a tu dieta.

Hay muchos libros de recetas de dieta anti inflamatoria donde puedes encontrar algo nuevo para el almuerzo o la cena. Lo bueno de los libros de recetas es que son específicos para esta dieta, por lo que no necesitas modificar las recetas para nada. Podrás elegir cualquiera de las recetas del libro y sabes que han sido pre aprobadas para esta dieta.

Tambien esta la opcion de hojear un libro de recetas regular que tengas en casa o hayas pedido prestado. Deberás ir receta por receta para determinar cuáles se adaptan a esta dieta. tal vez puedas modificar algunas de las recetas, para ajustarlas a los requerimientos de esta dieta. Es una buena idea elegir recetas que incluyan entre sus ingredientes frutas y verduras y alejarse de cualquier receta que incorpore carne roja.

Los amigos y la familia son grandes recursos al momento de encontrar recetas. Si conoces alguien que está siguiendo esta dieta, es una buena idea pedirles recetas que hayan probado y a ti te gustaría probar. Puedes organizar una noche de amigos de intercambio de recetas. Luego de pasar un rato divertido, se irán a casa con un montón de recetas nuevas para probar.

También puedes pedirles a tus familiares; aun cuando no sigan esta dieta, pueden tener recetas geniales que te permitan salir de la rutina. Tal vez tengas que modificar algunas de ellas, pero siempre vales la pena probar algo nuevo.

No importa demasiado donde encuentres recetas mientras te sirva para obtener comidas que disfrutes cuando te aburras de la dieta. Hay muchas posibilidades y una variedad de lugares donde conseguir las comidas que necesitas. Tómalo con calma al principio, hasta que aprendas más acerca del plan dietario y sus reglas.

Una vez que hayas estado siguiendo la dieta por un tiempo más prolongado, estarás mejor equipado para comer correctamente y podrás conseguir la comida adecuada donde sea.

PARTE 2 - Gluten

Capitulo12: Sensibilidad al gluten vs. Celiaquía

Una enfermedad autoinmune muy común es la celiaquía. Esta enfermedad causa que el cuerpo desarrolle una intolerancia al gluten, un ingrediente común en el pan y demás panificados, bases de sopas entre otros. Por qué enfocarnos en la celiaquía? Ya que esta enfermedad te vuelve intolerante al gluten, la cura es comer una dieta libre de gluten.

Aunque la celiaquía se enfoca en una dieta libre de gluten, otras enfermedades autoinmunes pueden aliviar sus síntomas con una dieta libre de gluten también; tal es el caso del síndrome de Sjogren y la esclerosis múltiple. Las enfermedades autoinmunes realmente pueden ser curadas modificando tu alimentación!

Hay una fina línea que separa la intolerancia o sensibilidad al gluten de la celiaquía. La celiaquía es una enfermedad autoinmune, que suele ocurrir junto con otras enfermedades autoinmunes. La gente que ha sido diagnosticada con celiaquía tienen un riesgo mayor de desarrollar otras enfermedades. Tu doctor puede realizarse un análisis de sangre para diagnosticar; sin embargo, una biopsia endoscópica es necesaria para confirmar la enfermedad.

Deberias hacerte el análisis?

Aunque suene intimidante hacerse el analisis, te debes a ti mismo el conocer tu cuerpo y cómo mantenerte sano. Cualquier persona puede desarrollar una enfermedad autoinmune, pero aquellos grupos con mayor riesgo incluyen:

- Personas con deficiencia de hierro
- Personas con una historia familiar de enfermedades autoinmunes
- Personas con osteoporosis a edad temprana
- Personas de etnias particulares. Las personas de origen

hispano y afroamericano tienen mayores posibilidades de desarrollar lupus;

• Mujeres no fértiles

• Personas con síndrome de colon irritable

• Personas con enfermedades hepáticas.

Aun cuando no te cuentes dentro de alguno de estos grupos, es buena idea hacerse un análisis clínico para ver si puedes desarrollar o tal vez ya hayas desarrollado celiaquía. Mientras antes sepas, antes puedes modificar tu dieta y aliviar los síntomas asociados a la enfermedad. En algunos casos, los síntomas que piensas están asociados a una enfermedad autoinmune, se deben simplemente a una intolerancia o sensibilidad al gluten.

Qué es el gluten?

El gluten es un tipo de proteína presente en los cereales, como el pan, que sostiene o aglutinar los ingredientes. Es como el pegamento que sostiene los ingredientes del pan o de una torta. Es lo que hace que los panes, galletitas y otros panificados sean masticables o gomosos.

Para la gente intolerante al gluten o los que han sido

diagnosticados celiaquía, la ingesta de gluten puede causar inflamación del intestino delgado. Esto impide que el cuerpo absorba los nutrientes que necesita para su correcto funcionamiento. Los celíacos deben seguir una dieta libre de gluten debido a la severidad de los síntomas, pero eso no significa que tu no puedas seguir también una dieta libre de gluten o que reduzcas tu ingesta de gluten.

Aunque el gluten está presente en la mayoría de los alimentos basados en granos, como el cereal integral y los panes, eso no significa que te perderias de consumir nutrientes importantes como los carbohidratos y la fibra. Hay otros alimentos que pueden reemplazar a los granos, como las fruta y verduras.

Signos de la intolerancia al gluten

Tal vez te sorprenda saber que la sensibilidad al gluten no siempre causa síntomas gastrointestinales. Aquí hay una lista de los síntomas de la sensibilidad al gluten:

- Problemas digestivos/gastrointestinales como hinchazón, gases, diarrea y constipación;
- Migrañas y dolores de cabeza;
- Cambios de humor irracionales;

- Fatiga después de cada comida que contenga gluten;

- Fatiga crónica;

- Hinchazón o dolor de las articulaciones;

- Erupciones en la piel;

- Dolor muscular;

- Reflujo ácido;

- Anemia;

- Irritabilidad;

- Pérdida o aumento de peso irregulares;

- Fibromialgia

- Simplemente el haber sido diagnosticado con una enfermedad autoinmune aumenta las posibilidades de ser intolerante.

Si piensas que puedes ser intolerante al gluten, mantén un diario por una o dos semanas y detalla ahí todas tus comidas. Toma nota de cómo te sientes luego de cada comida y fíjate si los síntomas se relacionan con tus comidas. Por ejemplo, si sientes dolor en las articulaciones el dia despues de haber comido pizza o pasta.

Recuerda, solo porque el análisis dé negativo para la celiaquía no significa que no seas intolerante al gluten. No existe un análisis para la sensibilidad. El mejor análisis es tu propio cuerpo.

Capítulo 13: Viviendo libre de gluten

El estilo de vida libre de gluten es una opción para cualquiera. Cuando decides empezar una dieta libre de gluten, significa que estás comprometido a adoptar un estilo de vida libre de gluten. Es un cambio que te convertirá en una persona más saludable y te permitirá vivir una vida más cómoda con cualquier enfermedad autoinmune o sensibilidad que tu cuerpo haya desarrollado.

Los beneficios de dejar el gluten

Adoptar una dieta libre de gluten es sanador y una verdadera recompensa para el cuerpo, así sea que tengas una enfermedad autoinmune o simplemente una sensibilidad. Algunos de los beneficios incluyen:

• Dile adiós a los dolores de estómago y cólicos! El gluten en los alimentos causa que los intestinos reaccionen negativamente a el, lo que genera irritacion e inflamacion. Adoptar una dieta libre de gluten ayudará a aliviar esos dolores estomacales y sanar cualquier daño que se haya generado en los intestinos. Si los intestinos se dañan, el cuerpo tendrá que trabajar más para absorber nutrientes. Tu cuerpo te agradecerá por esos nutrientes extra!

• Disminución de la fatiga: al remover el gluten de tu dieta, la inflamación se reduce permitiendote tener mas energia. Cuando tu cuerpo ya no está reaccionando al gluten, y el sistema inmune ya no se ve activado por el, la inflamación decrece y la energía se incrementa.

• Dejar el gluten te permitirá estabilizar tus niveles de insulina. Los alimentos que contienen trigo u otros ingredientes ricos en gluten hacen que tus niveles de insulina se eleven y caigan rápidamente, lo que afecta tus niveles de energía. Al dejar el gluten, tus niveles de insulina se estabilizaran.

• Existen más productos libres de gluten en el mercado. Más compañías se están dedicando a producir y comercializar productos libres de gluten, lo que facilita tu decisión de vivir sin gluten. La conciencia se está expandiendo, y muchas personas están abandonando el gluten para mejorar su calidad de vida.

• El tener un estilo de vida libre de gluten te vuelve más consciente de lo que comes. Tu objetivo es estar más saludable y aliviar los dolores que te genera una enfermedad autoinmune o sensibilidad al gluten. A partir de ahora te fijaras más en las etiquetas de los alimentos y te harás más consciente.

La dieta libre de gluten no es una moda pasajera: es lo que puede curar tu enfermedad y ayudarte a vivir una vida más cómoda y libre de dolor. Considera estos beneficios, sabiendo que un simple cambio en los hábitos alimenticios puede evitarte muchos sufrimientos.

Por que comer sin gluten?

Para algunas personas no hay otra opción más que llevar un estilo de vida libre de gluten, debido a la forma en que su cuerpo lo procesa. La celiaquía es un tipo de desorden autoinmune en el que el cuerpo rechaza el gluten en lugar de procesarlo. El gluten es identificado como una toxina y puede traer serias consecuencias para la salud.

La severidad de la reacción se basa en el individuo y en la cantidad de gluten que este consume. Una alergia al gluten es muy común, pero rara vez se diagnostica. Hoy en día, la gente tiene más información acerca de los síntomas y más profesionales de la salud están realizando los exámenes para diagnosticar.

Debido a esto, se está identificando la sensibilidad en gran número de niños. Hay adultos que han luchado toda su vida con problemas de salud, porque jamás identificaron al gluten como el problema. Mientras más pronto sea el diagnóstico, antes se pueden comenzar a implementar cambios en la alimentación.

Se cree que actualmente 1 en 133 personas sufre alguna forma de celiaquía. El problema es que cuando consumen gluten, el intestino delgado de daña. La consecuencia de esto es que el intestino delgado no puede absorber los nutrientes que el cuerpo necesita. Algunos reportes indican que hasta el

83% de los casos permanecen sin diagnosticar.

La celiaquía es genética, por lo que si alguien en tu familia la tiene, tu riesgo de contraerla se incrementa. Algunos individuos presentan una batería de síntomas, mientras que otros no sienten ninguno de ellos. Hay más de 300 posibles síntomas, pero estos son los más comunes:

- Dolor abdominal
- Anemia
- Hinchazón
- Dolor en los huesos
- Fatiga crónica
- Depresión
- Diarrea
- Problemas de fertilidad
- Gases
- Dolores de cabeza
- Fluctuaciones de peso

Los niños pueden desarrollar otros síntomas, como:

- Cambios actitudinales
- Daño en el esmalte de los dientes
- Abdomen distendido
- Imposibilidad de alcanzar la altura o peso acorde al

percentil

Para confirmar el diagnóstico, se realizan análisis de sangre. Si da positivo, entonces se realiza una biopsia del intestino delgado para determinar el grado de daño del revestimiento intestinal. No existe una cura para la celiaquía, aparte de seguir una dieta libre de gluten.

Esto permite sanar al intestino y la persona se recupera por completo de los síntomas. El cuerpo comienza a usar los nutrientes y el estado de salud mejora. El problema empeora si los cambios de alimentación no se hacen efectivos, lo que puede llevar a desnutrición, osteoporosis, problemas neurológicos y linfoma.

Realizate el test y solicita que tus hijos también sean analizados, ya que mucha gente sufre este tipo de problemas sin tener un diagnóstico. Si piensas que este puede ser tu problema, no esperes a que tu médico te sugiera realizar el análisis. Pide a tus familiares que se realicen el análisis también, para tener un panorama más completo.

Algunos individuos desarrollan dermatitis herpetiformis, o DH, que es un tipo de celiaquía que afecta la piel. La forma de diagnosticar es mediante un análisis de sangre, seguido de una biopsia de la piel. La única cura es una dieta libre de gluten.

Realizar este análisis es una buena idea ya que este tipo de problema cutáneo es a menudo tomado por eczema. Puede ser muy frustrante recibir la medicación para el eczema pero la condición permanece igual o empeora. Hasta que la dieta no se haya cambiado, la piel no mejorará.

Mucha gente elige comer sin gluten aun cuando no presentan ninguna enfermedad. Algunos tienen una historia familiar plagada de enfermedades y prefieren ser proactivos y reducir el riesgo de contraer enfermedades.

Si decides hacer de este tu estilo de vida, debido a tus creencias personales, defiendelo. No dejes que otros que no están de acuerdo contigo o que no entienden tu decisión te hagan dudar de ti. No todos en tu vida serán comprensivos pero la mayoría de la gente sí lo será.

Un estilo de vida libre de gluten no es algo que deba avergonzarse o que debas esconder. Puede diferir de las elecciones de otra gente, pero eso está bien. Se trata de hacer lo correcto para ti y tu familia, sin sucumbir a la presión social.

Los padres hacen todo lo que pueden por crear un mundo para sus hijos que sea justo, divertido y motivante. Sin embargo, hay problemas que experimentan los niños que la sociedad tarta con dureza. Por ejemplo, los niños con déficit de atención o los que se encuentran dentro del espectro autista.

Como madre de uno de esos niños, por momentos es agotador. Puede ser muy duro para ti y tu pareja lidiar con eso a diario; hasta puedes sentir que tu familia y amigos te han aislado debido a eso. Sin embargo, no rendirse es importante.

Algunos padres han descubierto que sus hijos mejoran notablemente si se remueve el gluten de su alimentación. Esta era una opción mejor que medicar a sus hijos. Cuando existen problemas de comportamiento que no tienen explicación, vale la pena intentar con una dieta libre de gluten y monitorear el comportamiento de tu hijo.

Si ves algún cambio para bien, entonces deberías continuar con la dieta. Podría contribuir enormemente a la felicidad de tu hijo, la dinámica de tu hogar y hasta en la aceptación social que tenga tu hijo.

Hay algunos estudios que indican que la dieta sin gluten puede ser una forma de reducir los síntomas de otras enfermedades autoinmunes como:

- Fibrosis quística

- Esclerosis múltiple

- Enfermedad de tiroides

Esta informacion es util ya que puede ser muy desequilibrante lidiar con los síntomas de estas deficiencias autoinmunes. Pueden causar fatiga, dolor, y otros síntomas que afectan todos los aspectos de la vida de una persona. Si cambiar a una vida sin gluten hace que estos problemas sean más fáciles de manejar, vale la pena considerarlo, no es así?

Otros individuos han adoptado un estilo de vida libre de gluten debido a que su pareja o hijos necesitan seguir esa dieta. Es mucho más fácil preparar comidas que todos en la casa coman que hacer una comida diferente para cada uno. Por otro lado, si un padre tiene un problema de salud relacionado con el gluten es posible que los niños de la casa lo tengan también en algún momento. Mostrarles una forma más saludable de comer a una edad temprana es importante.

Existen personas que no comen gluten porque se sienten mejor eliminandolo de su dieta. A pesar de que su análisis no dio positivo a la celiaquía, pueden tener una alergia al trigo o una intolerancia o sensibilidad al gluten.

A menudo sufren de gases o hinchazón cuando consumen gluten por lo que lo han eliminado de su dieta para sentirse más cómodos. Sus intestinos no han sufrido daño, pero se sienten mejor sin consumir gluten. No es agradable sentirse todo el dia hinchado y lleno de gas. Se convierte en una dificultad para concentrarse en el trabajo, para interactuar socialmente o mantener una relación íntima. Al eliminar los síntomas se elimina la ansiedad que los acompañaba, lo que le da a la persona una visión más optimista de la vida.

La pérdida de peso y el mantenimiento del mismo es también una buena causa para dejar de consumir gluten. La necesidad de dulces puede hacer que sostener una dieta sea más difícil, pero mucha gente descubre que luego de algunas semanas sin gluten, ya no sientes antojos.

También descubren que pierden peso y no lo recuperan ya que no buscan alimentos que tienen calorías vacías o snacks procesados. Estos cambios también hacen milagros con el nivel de energía que tiene la persona.

Mucha gente ha intentado perder peso por años sin lograrlo. No tienen la fuerza de voluntad para mantener una dieta restrictiva y realmente no deberían hacerlo. Las dietas de moda son muy populares, pero sólo conducen al fracaso. Mucha gente descubre que pueden mantener una dieta libre de gluten y que realmente pierden peso con ella.

Hay varias causas para que eso pase. Como se mencionó anteriormente, los antojos desaparecen y eso hace que seleccionar las opciones más saludables sea más fácil. Reducir la cantidad de comida procesada que se consume significa que hay menos carbohidratos dañinos que el cuerpo acumulara en forma de grasa.Tambien hay menos ingesta de azúcar, que se acumula como grasa.

El incremento de energía que brinda este estilo de vida

también ayuda a que uno encuentre la forma de ejercitarse, ya que ahora están la energía y la motivación para seguir con el plan de acción. A medida que uno se siente mejor y el estado de ánimo mejora, se convierte en un camino que uno no quiere abandonar.

La opinión experta aún no está decidida acerca de la recomendación de la dieta sin gluten para la pérdida de peso. Sin embargo, encontrarás mucha gente que asegura que el cambio les ha permitido sentirse mejor y perder peso cuando ninguna otra dieta funcionaba.

Si llegaste a un punto en el que piensas que perder peso es una causa perdida, tal vez deberías probar este estilo de vida por un periodo de 90 días. Si ves que te sientes mejor, tienes mas energia y que has perdido peso, entonces es una buena opción seguir adelante.

Sea cual sea tu motivo para decidir seguir una dieta libre de gluten, por necesidad o por elección, no tiene por que ser dificil ni consumir demasiado tiempo. No significa que debas gastar demasiado dinero o que no puedas disfrutar el salir a cenar. Si viajas seguido, tal vez te preocupes, pero puedes conectarte para buscar restaurantes y opciones de menú libres de gluten cerca de donde vayas. Tienes la habilidad de hacer que esto funcione y toda la información que necesitas está en la punta de tus dedos!

Los niños y las dietas libres de gluten

Si tu hijo sigue una dieta libre de gluten, por necesidad o porque lo decidiste asi, habla con ellos al respecto. Es maravilloso cómo los niños pueden aprender a una edad temprana a elegir comida saludable. Explícales la importancia de sus elecciones.

Explícales que si dudan acerca de un alimento, no deben consumirlo hasta que un adulto les indique que puedan hacerlo. Asegurate de que la dieta libre de gluten de tu hijo sea conocida cuando se quedan en casas de amigos también. Puedes hablar con los padres antes.

Enviales una merienda sin gluten y snacks para que no sientan que tienen que comprar comida especial para que tu hijo pueda quedarse en su casa. Esto también reduce el riesgo de que el niño no siga la dieta correctamente.

Al otro extremo del espectro, piensa en los ciudadanos mayores que puedan estar a tu cuidado. Si preparas su comida o están en un hogar tal vez necesiten una dieta libre de gluten. Asegurate de que quien esté a cargo de su cuidado entienda lo que pueden comer y lo que no.

Ejercicio

El ejercicio es muy importante para gente de todas las edades. Adoptar una dieta sin gluten es un paso en la dirección correcta para mejorar la salud, bajar de peso y mantener un peso saludable. El ejercicio debe ser parte de la rutina diaria. Muchos individuos no ejercitaban previamente debido a su dieta.

Se sentían continuamente fatigados, por lo que les resultaba difícil ejercitar. Una vez que cambiaron a una dieta libre de gluten, descubrieron que disponían de energía extra, sostenida durante todo el dia, sin experimentar picos y caídas, ni la necesidad de azúcar para levantarlos.

Habla con tu médico para adoptar un nuevo programa de ejercicios. Recuerda que si haces muchos cambios de golpe te será difícil sostenerlos todos. Enfócate en los cambios en la dieta y familiarízate con lo que puedes comer y lo que no en un principio.

Cuando ya estes comodo con tu dieta y tus niveles de energía se incrementan, puedes adoptar un plan de ejercicios nuevo. Encuentra ejercicios que estén a tu nivel físico. Elige también ejercicios que disfrutes así los mantienes en el tiempo.

Capítulo 14: Cómo comenzar con una dieta libre de gluten

Aquí tienes unos tips efectivos para comenzar a seguir una dieta libre de gluten:

- Comienza de a poco: adquiere los conceptos básicos antes de incluir más alimentos a tu dieta. Tambien deberias tomar con calma tu educación en el estilo de vida libre de gluten; puede ser abrumador comenzar con una dieta y un estilo de vida, así que aprende mientras haces, Por ahora, aprende lo básico. Puedes comenzar con tu dieta libre de gluten y luego eliminar todo el gluten de tu ambiente, desde la cocina hasta el baño. Si, el gluten puede encontrarse en muchos productos, no solo en la comida.

• Consulta un profesional, dietologo o nutricionista, que se especialice en dietas libres de gluten. es la mejor forma de adoptar una dieta. También puedes buscar blogs o sitios web creados por nutricionistas certificados que sean adeptos a la comida y estilo de vida sin gluten. Siempre es mejor consultar a un profesional que te brinde un plan dietario sin gluten y que sea específico para ti.

• Aprende a leer etiquetas. Cuando se trata de aprender a vivir un estilo de vida libre de gluten, lleva practica y hay una curva de aprendizaje. Es un cambio de estilo de vida y te tomará al menos dos semanas tomar las riendas de tu dieta sin gluten. Sin embargo, una vez que incorpores cuales son las marcas que puedes comprar con tranquilidad, estarás en camino de sentirte mejor.

• Cuidado con el gluten escondido: una etiqueta que se usa a menudo es "libre de trigo", que no es lo mismo que libre de gluten. Siempre verifica las etiquetas para confirmar que el producto sea libre de gluten. El gluten también puede aparecer bajo otros nombres. Ten cuidado con palabras como espelta, proteína de trigo hidrolizada, durum o malta, o cebada. Todos estos son gluten bajo otros nombres.

• Limpia tus alacenas. Dile adiós a las comidas con gluten en tu cocina! Tomate el tiempo para tirar todo aquello que contenga gluten así no te tientas de comerlo. Si tienes compañeros de cuarto, es útil etiquetar los productos libres de gluten hasta que aprendas qué marcas puedes comer. Aún los utensilios de cocina deben ser a prueba de gluten para ayudarte a mantenerte en tu camino libre de gluten. Los utensilios porosos, como cucharas de madera, pueden tener gluten adherido en sus poros y hendiduras, por lo que es importante limpiar los utensilios o comprar nuevos.

• Haz una lista de lo que no puedes comer en una dieta libre de gluten y mantenla en tu cocina en todo momento. Facilita tu tarea recordando los alimentos que no puedes comer. Así siempre sabrás de qué alimentos debes mantenerte alejado.

• Prueba frutas y verduras exóticos. El bok choy, o col china, y la fruta estrella o carambola son ejemplos de los vegetales exóticos que puedes probar. Cuando abandonas el gluten, las verduras y frutas siempre estaran ahi para ti, así que ponte aventurero y curioso y prueba todas las nuevas frutas y verduras que puedas, asi no te aburres de la comida.

• Busca recetas libres de gluten en sitios web o blogs. Aunque el estilo de vida sin gluten parezca restrictivo, hay cantidad de formas de disfrutar de la comida sin gluten. Hay mucha gente que está dispuesta a ayudar a otros a vivir sin gluten; busca sitios que compartan recetas libres de gluten. Eliminar el gluten de tu dieta no quiere decir que todo deba ser difícil o ue tu comida sería insulsa. Estás adoptando un estilo de vida saludable.

• Prueba la dieta Paleo. La dieta Paleo, también conocida como la dieta del hombre de las cavernas, no incluye granos, como cereales o pan. Esto significa que podrás seguir un programa de alimentación fácil y saludable que también es libre de gluten.

• Siéntete orgulloso de tu estilo de vida libre de gluten. Ya sea que tengas la opción de dejar el gluten o que has sido diagnosticado Celiaquía y tienes que seguir una dieta sin gluten obligadamente, siéntete orgulloso! Estás haciendo esto para convertirte en una persona más saludable y no hay nada de qué avergonzarse en eso. Piensalo de esta forma: los alimentos con gluten que comes solo te están dañando. Quieres seguir dañandote por un placer pasajero o prefieres aliviar la inflamación y el dolor?

Capitulo 15 - Guia rápida para comenzar - Lo que puedes y no puedes comer

Primero deberias conocer los alimentos e ingredientes que deberías evitar cuando sigues una dieta sin gluten. Aquí hay una lista de los alimentos más comunes que no puedes comer:

- Carnes rebozadas, e.g., pollo frito
- Centeno
- Cebada
- Harina hecha a partir de cebada, centeno o trigo
- Germen de trigo
- Trigo
- Kamut
- Leche malteada
- Matzo

- Fibra/avena
- Espelta
- Triticale (mezcla de trigo y centeno)
- Cuscús

Pero no te preocupes. Aun cuando tendrás que fijarte bien que es lo que comes, hay muchos alimentos que puedes consumir. Algunos de ellos son:

- Todas las frutas
- Todos los vegetales
- Carne fresca y mariscos no marinados, empanados o enmantecados
- Frijoles
- Frutos secos y semillas
- Lino
- Arrurruz
- Arroz
- Maíz (incluyendo palomitas de maíz y tortillas)
- Quinoa
- Tapioca
- Mijo
- Harina de patatas y otras harinas libres de gluten

No pienses en una dieta libre de gluten como algo restrictivo. Mucha gente teme no poder hacer o comer algo y eso les impide comenzar una dieta nueva. Es cierto que comer sin gluten implica abandonar los alimentos que contienen gluten, pero no significa que comerás comida insípida y aburrida. Hay muchas formas de dar sabor a tus comidas y que resultan deliciosas.

Otra advertencia: hay gluten escondido en muchos productos. Estos ingredientes pueden estar camuflados bajo otro nombre. Aunque algunas personas no sientan el efecto de consumir una pequeña cantidad de gluten, es importante saber en qué productos hay gluten escondido. Algunos de ellos incluyen:

- Sopa y caldos enlatados
- Aderezos para ensalada embotellados
- Papas fritas y galletas
- Salsas embotelladas
- Salsa de soja
- Cerveza
- Jarabe de arroz
- Cangrejo de imitación
- Extracto de vainilla

Todos estos productos tienen tambien su version libre de gluten. Sin embargo, verifica las etiquetas para asegurarte de estar comprando el producto correcto.

Capítulo 16: Cómo manejar tu estilo de vida libre de gluten

Es un nuevo estilo de vida, por lo que por supuesto sufrirás momentos duros de vez en cuando. Pero eso está bien; aun puedes manejar tu vida con facilidad cuando cambias al modo libre de gluten. Esta sección no es sólo acerca de cómo manejar tu estilo de vida sin gluten, sino también de la enfermedad autoinmune que te fue diagnosticada (si aplica).

Aqui va algunos consejos:

• Planifica tus comidas cada semana. Tomate un dia para planificar tus comidas y ve de compras, asi te sentiras mejor preparado. Si haces compras esporádicamente o cocinas en el último minuto, terminas apurando el proceso y no disfrutaras tus comidas.

• verifica en Amazon antes de ir de compras. Hay algún producto libre de gluten que te gustaría comprar, pero excede su presupuesto? Busca precios más convenientes en Amazon u otros sitios similares. Fijate en las páginas amarillas o busca en Internet tiendas libres de gluten en tu ciudad. Muchas ciudades tienen tiendas enteras dedicadas a los alimentos libres de gluten. Puede llevarte algo de tiempo al principio, pero vale la pena obtener productos libres de gluten de alta calidad para poder disfrutar de comidas fantásticas. Antes de que te des cuenta, serás un experto!

• Sal a cenar sin miedo. Aun comiendo afuera, no necesitas romper tu dieta libre de gluten y arriesgar tu salud. Hoy en dia hay muchos restaurantes que ofrecen menús libres de gluten. Verifica en Internet antes de salir para ver el menú u obtener una lista de ingredientes si no es un restaurant que conozcas bien, pero siempre puedes hablar con los empleados y evacuar tus dudas.

• Únete a una comunidad libre de gluten. A veces te resultará duro mantener tu dieta libre de gluten y todo lo que debes aprender acerca del estilo de vida libre de gluten. Encontrar una comunidad online libre de gluten o en tu área local puede brindarte soporte, conocimiento y apoyo. Averigua si la comunidad tiene un foro o reuniones mensuales en las que puedas participar o cualquier otro evento al que puedas unirte. Haz que volverte libre de gluten sea una experiencia divertida para ti conéctate con otros que estén pasando por lo mismo que tu.

• Haz participes a tu familia y amigos de tu nuevo estilo de vida. Muéstrate asertivo acerca de tu cambio de estilo de vida y demuestra tu compromiso hablando con tu familia y amigos cercanos acerca de eso. Cuando te inviten a comer o a cualquier otro evento que incluya comida, menciona los alimentos que no puedes comer. Mucha gente se sentirá feliz de asegurarse de que, como su invitado, estes comodo y disfrutes estar en su casa. Siempre puedes ofrecer traer tu propia comida o pan, por ejemplo, para que se sientan más cómodos acerca de lo que van a servir.

• Prepara tus comidas con anticipación. No importa el estilo de vida que sigas, este es uno de los consejos clásicos para manejar una dieta. Preparar tus comidas con anticipación te ayudará a evitar la tentación de volver a tus viejos hábitos alimenticios. Rotula tus preparaciones para cada comida y dia de la semana.

• Busca aplicaciones útiles. Existen muchas aplicaciones que pueden ayudarte a manejar tu estilo de vida libre de gluten. La mayoría de estas apps te ayudarán a comer mejor y comer afuera de forma libre de gluten.

• Elabora un presupuesto. Hay muchas opciones que requieren que gastes dinero extra, pero la comida libre de gluten no tiene porque ser cara. Tomate el tiempo de delinear un presupuesto calculando el costo de los alimentos que quieres comprar. Verifica los precios en el sitio web de tu almacén o tomate el tiempo de investigar el precio de los productos en la tienda misma.

Cómo planear una dieta libre de gluten

Planificar las comida es esencial para cualquier dieta. Estás haciendo un cambio en tu estilo de vida, por lo que querrás asegurarte de planear bien tus comidas para obtener los nutrientes esenciales.

Haciendo compras

Planificar tus comidas es una parte importante del estilo de vida libre de gluten, ya que reduce la necesidad de tomar decisiones poco saludables por carecer de tiempo. Planifica tus refrigerios para que siempre tengas algo a mano cuando tengas hambre. No debes sentirte abrumado por la tarea de ir de compras.

Hay más tiendas que ofrecen opciones libres de gluten de lo que te imaginas. La demanda, así como la variedad de productos ofrecidos, están continuamente en alza. Puedes conectarte para buscar dónde comprar los ingredientes que quieres a nivel local. Si no encuentras la selección adecuada, habla con el encargado.

Es probable que quieran agregar algunos productos libres de gluten si los clientes nos piden. Los estudios mostraron que, en el 2012, aproximadamente el 15% de los clientes buscaban sólo productos libres de gluten. Cerca de 25% compraban productos libres de gluten, ya que habían reducido el volumen de gluten que consumían.

Las predicciones del U.S. News and World Report indican que este porcentaje va a seguir creciendo en el futuro. Los proveedores y tenderos seguramente prestaran más atención a esta información y preparan sus tiendas para cubrir esa demanda. Algunos de los productos que normalmente incluirías en tu canasta contienen gluten, incluyendo:

- Bagels
- Cereal
- Galletas
- Pasta
- Pizza

Identificar lo que puedes de lo que no puedes comer es importante para que te conviertas en un comprador experto. Para mantenerte motivado, céntrate en lo que puedes comer y no en lo que renuncias.

Recuerda los beneficios que obtendrás cuando sientas que tu fuerza de voluntad te abandona. Mientras más productos libres de gluten compres, más fácil se vuelve. Pronto, será una segunda naturaleza para ti cuando entres a una tienda.

Lee las etiquetas cuidadosamente!

Las diferentes marcas pueden contener gluten, por lo que debes familiarizarte con los productos que existen. No compres a las apuradas, tomate el tiempo que necesitas para leer las etiquetas. Algunos productos dicen libre de gluten mientras que otros dicen reducido en gluten.

Frutas y verduras

Toda fruta y verdura que veas en la tienda es libre de gluten. Puedes comprar batatas y patatas ya que tampoco contienen gluten. Tanto los frijoles secos como los guisantes son aceptables.

Lácteos

Casi toda la leche y queso que puedas encontrar en la tienda son libres de gluten. Hay algunas excepciones, por lo que debes tener cuidado con las etiquetas. Algunos quesos procesados contienen trigo, especialmente el queso azul. Si compras yogurt natural, no contiene gluten. Sin embargo, si compras otros de sabores variados deberás también verificar las etiquetas.

Carne, pollo, cerdo y pescado

Busca los cortes magros de carne, cerdo y pollo. Solo compra pescado fresco y otros frutos de mar. Si buscas productos enlatados o congelados, muchos contienen gluten. De nuevo, tomate el tiempo de leer las etiquetas. Cuando sea posible, usa productos frescos en lugar de opciones congeladas o enlatadas.

Granos

Selecciona granos libres de gluten. Descubrirás que puedes elegir las variedades que quieras tambien. El arroz blanco y marrón presentan una opción libre de gluten, por lo que tus opciones no serán limitadas.

Lista de compras

Una típica lista de compras libre de gluten:
- Frijoles (cualquier clase)
- Trigo sarraceno
- Manteca
- Queso sin procesar
- Harina de maíz, sémola y/o polenta
- Huevos
- Semillas de lino
- Aceite vegetal, de canola o de olina
- Avena libre de gluten
- Leche
- Patatas y batatas
- Yogur libre de gluten
- Vegetales y frutas frescas
- Tofu
- Tamari
- Nueces y semillas

Todos los alimentos en esta lista son libres de gluten. Debes asegurate de incluir comida nutritiva en tu lista, para obtener comidas balanceadas. Aquí tienes algunos consejos más para planificar tus comidas:

• En lo posible, incluye vegetales con cada comida. Si estás preparando un omelet para el desayuno, agregale tomate en cubos o espinaca para darle un toque saludable. Para almorzar, puedes tomar una ensalada de hojas verdes, con aderezo casero, libre de gluten. Para cenar, agrega vegetales al vapor con manteca de ajo como plato principal. Todos los vegetales son libres de gluten, así que asegúrate de que tomas suficientes porciones en el dia para mantenerte satisfecho. También te permitirán incorporar nutrientes esenciales para tu cuerpo.

• Cuidate del exceso de grasa y azúcar. En ocasiones, los productos etiquetados como libres de gluten tienen azúcar y grasas agregadas para que tengan mejor sabor. Verifica las etiquetas para asegurarte de que no estás incorporando demasiada azúcar a tu sistema. El exceso de azúcar puede ocasionar mayor cantidad de problemas en el futuro.

• Planifica tus comidas alrededor de comidas naturales y

libres de gluten. Las comidas no necesitan ser complicadas y puedes obtener ideas para recetas con ingredientes libres de gluten. Toma como ejemplo estas comidas:

◦ Huevos revueltos con queso libre de gluten y bacon, con fruta fresca.

◦ Patatas horneadas con bacon, queso, crema agria, cebollas y vegetales al vapor.

◦ Burritos de frijoles, queso y pollo grillado, con tortillas de maíz.

◦ Pescado horneado o grillado con vegetales al vapor.

◦ Chips de tortilla de maiz con queso, carne sazonada y salsa

• Aprende a cocinar comida casera libre de gluten. El hecho de que no puedas comer gluten no significa que debas abandonar para siempre el pan y otras comidas que te gustan. Hay formas de que puedas crear versiones libres de gluten de tus comidas favoritas; todo lo que debes hacer es sustituir los ingredientes con otros libres de gluten. También puedes hacer salsas y aderezos libres de gluten y congelarlos.

Cenar afuera

Tomate el tiempo para identificar los restaurantes que ofrecen platos a tu medida. Esto es muy importante si no conoces la zona. Con la tecnología de la que disponemos, puedes usar tu smartphone o una computadora para verificar tus opciones en la zona en la que estas.

Si no puedes hacer eso, pregunta al llegar si disponen de comida libre de gluten. En algunos lugares, estarán dispuestos a preparar algo especial para ti. Trata de no llegar en la hora pico, para que puedan ofrecerte un servicio más personalizado.

Hay algunos alimentos comunes con los que no deberías tener problemas. Por ejemplo ordena pollo o pescado con vegetales. También puedes pedir patatas horneadas y una ensalada. Puedes averiguar el tipo de aceite que usan, ya que algunos contienen gluten.

Hay gran cantidad de gluten en las salsas y marinados. Si no sabes si son libres de gluten, es mejor evitarlos.Puedes pedir que los agreguen a un lado. No esperes que haya pan o galletas libres de gluten, o sea que no comas pan a menos que estés seguro que el libre de gluten.

El vino o espumante pueden consumirse, ya que provienen de ivas. Sin embargo, la mayoría de las cervezas está fuera de los límites debido a los granos que se usan para prepararlas. Hay algunas cervezas libres de gluten, o sea que puedes preguntar en los restaurantes si tienen alguna.

Con respectos los postres, tienes algunas opciones muy buenas. Si el restaurante posee productos sin gluten, tal vez ofrezcan tortas sin harina. Si no, puedes considerar sorbetes, fruta fresca o helado. Es muy probable que tengas varias opciones de postres.

Algunas etiquetas no son tan claras como deberían ser cuando especifican si contienen gluten o no. Si ese es el caso, es preferible no comprarlo y luego investigar el producto en casa. Siempre Puedes comprarlo en tu próxima visita si efectivamente era libre de gluten.

Mientras más sepas lo que puedes comer y lo que no, más fácil te resultará comprar o comer afuera. En el apéndice 1 encontrarás una lista que te ayudará a familiarizarte con tus opciones.

Recetas

Es una buena idea agregar los siguientes elementos a tu lista de compras y mantenerlos a mano en tu cocina. Son muy necesarios en la preparacion de recetas sin gluten.

- Mezcla para hornear libre de gluten
- Galletas libres de gluten
- Migas de pan libres de gluten
- Harina sin gluten
- Snacks libres de gluten
- Goma Guar
- Quinoa
- Rice (integral o blanco, dependiendo de lo que prefieras)
- Goma Xantana

Con estos elementos puedes preparar tus recetas favoritas. El volverse creativo con estas recetas puede ser tan divertido como productivo. Aquí tienes algunos consejos para reemplazos:

- Aglutinantes:Usa Goma Xantana, Goma Guar o gelatine
- Empanados – Migas de pan libres de gluten o patatas

fritas aplastadas

• Harina – Usa mezcla de harina libre de gluten o almidón de maíz. Hay muchas opciones, incluyendo el amaranto y el sorgo.

• Espesantes – Usa almidón de maíz o mezcla para hornear libre de gluten. Para una receta dulce, usa mezcla para postre seca.

Internet es un recurso maravilloso para encontrar recetas. Disfrutaras los nuevos sabores y desarrollarás mayor confianza en tu estilo de vida elegido a medida que puedas crear comidas que tu y tu familia disfruten. También puedes comprar libros de cocina libre de gluten, revistas o intercambiar recetas con otras personas que coman sin gluten también.

Aquí hay algunas ideas geniales para que comiences. Prueba recetas nuevas y crea un archivo para las que realmente te gustan. A medida que tu archivo crece podrás garantizar que tu dieta sea variada así no sientes restricciones ni aburrimiento.

Ideas de comidas

Desayuno

El yogurt es una muy buena opción pero asegúrate de que sea libre de gluten, ya que muchos no lo son. Tanto Stonyfield como Chobani están certificados por el Gluten Intolerance Group. Puedes usar el yogurt como base para deliciosos batidos.

Hay varias marcas de cereales que son libres de gluten de General Mills y Nature's Path. Si te gusta el cereal caliente, considera Cream de Buckwheat. También hay avena libre de gluten. Los huevos ¿, ya sea fritos o revueltos, son una gran forma de empezar el dia gracias a su contenido proteico.

Almuerzo

La carne es una gran opción libre de gluten, siempre y cuando no sea procesada. Una ensalada es también una buena opción, ya que incorpora vegetales. Debes tener cuidado con los quesos y aderezos ya que algunos contienen gluten.

Los nachos a base de chips de tortilla con queso derretido libre de gluten es una opción diferente al almuerzo básico y muy apetitosos. La mantequilla de maní en pan libre de gluten es otra muy buena opción.

Cena

Cortes magros de carne incluyendo res, cerdo, y pollo son muy buenas opciones. También puedes consumir pescado fresco y otros mariscos. Puedes agregar vegetales o patatas y tienes una maravillosa comida libre de gluten. También puedes reemplazar las patatas por arroz libre de gluten.

Snacks

Puedes disfrutar de snacks libres de gluten entre comidas para mantenerte en el buen camino. Corta fruta fresca y vegetales y los tienes listos para llevar. Puedes prepararlos para llevarlos en el auto o comerlos en tu escritorio mientras trabajas.

Hay gran cantidad de quesos sin gluten y son maravillosos como refrigerio. También te proveen de calcio. Con algunas variedades de queso debes tener cuidado ya que pueden contener gluten, siempre lee las etiquetas. Los niños disfrutan particularmente de los palitos de queso envasados individualmente.

A pesar de que debes consumir papas fritas con moderación, hay muchas variedades libres de gluten, incluyendo las Frito

Lay. Si prefieres un refrigerio menos calórico, considera las palomitas de maíz, que son gran fuente de energía.

Postres

Tanto los niños como los adultos disfrutan los postres y no debes eliminarlos por haber elegido una dieta sin gluten. Hay varias marcas de postres que son libres de gluten y tienen diferentes sabores para elegir. El helado es una opción maravillosa, pero, nuevamente, presta atención a las etiquetas.

Contaminación cruzada

Es muy importante considerar los riesgos de la contaminación cruzada en tu cocina como en otras donde se preparan comidas sin gluten para ti y para tu familia. Si los mismos utensilios se utilizan para cocinar alimentos con gluten, puede haber contaminación.

Aunque sea una minima porcion de gluten puede ser peligrosa para algunos individuos, por lo que hay que tener cuidado para prevenir esto. Es uno de los motivos por los que cambiar a la familia entera a una dieta sin gluten puede ser la mejor opción.

Vacaciones

Para muchas personas, las vacaciones pueden ser duras debido a las restricciones de la dieta. Puede haber fiestas o diversos eventos donde debes ser cuidadoso con lo que comes.

Puedes decidir preparar la cena en tu propia casa y ofrecer una comida libre de gluten para todos. Es una buena opción. Prepárate para las vacaciones y ten a mano algunos alimentos que puedas usar como refrigerio en caso de que el evento al que vayas no tenga una opción libre de gluten.

Capítulo 17: Suplementos para el dietista libre de gluten

Demos una mirada a las vitaminas y suplementos que pueden complementar nuestra dieta libre de gluten:

• Fibra – Con el pan, cereales y avena fuera de juego, se necesita otra fuente de fibra. Puedes obtener fibra de las frutas, pasas, palomitas de maíz, y vegetales pero existen suplementos que puedes tomar para cubrir tus necesidades de fibra.

• Folato – También llamado ácido fólico. Es necesario para el crecimiento y desarrollo de las células. También previene defectos congénitos y, ya que las mujeres en edad fértil pueden tener que seguir una dieta sin gluten, necesitan encontrar otras fuentes de folato. Las fuentes naturales de folato incluyen espinaca, espárragos, brócoli y guisantes verdes. También hay suplementos de ácido fólico.

• Calcio – Algunas personas con sensibilidad al gluten o celiaquía pueden sufrir de osteoporosis prematura. El calcio es necesario para fortalecer los huesos. Puedes tomar leche en una dieta libre de gluten, pero si eres intolerante a la lactosa, necesitaras tomar suplementos.

• Vitamina D – La vitamina D es la socia del calcio, ya que es necesaria para que este se absorba. Muchas personas que sufren de celiaquía presentan deficiencia de calcio y vitamina D por lo que tomar suplementos o consumir alimentos fortificados con vitamina D, como el yogur libre de gluten, jugo de naranja libre de gluten y leche pueden ayudarlos a incorporar la vitamina D que su cuerpo necesita.

• Hierro – Muchos pacientes que sufren una enfermedad autoinmune sufren también de anemia. Puedes encontrar hierro en las hojas verdes, y la carne.

• Vitamina B12 – La vitamin B12 ayuda a combatir la fatiga y muchos alimentos ricos en gluten son ricos en esta vitamina también. Hay otras formas de obtener esta vitamina y mantener un buen estado de salud. La vitamina B12 se encuentra en las carnes, organos, como higado, pescado y leche.

Se pueden encontrar suplementos para suplir la falta de todas estas vitaminas y minerales, aunque siempre es mejor obtener los nutrientes naturalmente de los alimentos. Tal vez debas comer más de lo que tu cuerpo necesita, pero puedes ir variando los alimentos que te proveerán de esos nutrientes.

Cambiar una dieta y un estilo de vida no es fácil, pero al menos dale a este nuevo estilo de vida una oportunidad. Comprométete a realizar un mes de prueba. Usa un diario para anotar tu progreso y, al final del mes, veras lo bien que te sentirás.

Cuando esperar resultados

El principal motivo para comenzar una dieta sin gluten es aliviar los síntomas que sufres y sanarte. Cualquier cambio drástico en tu dieta y estilo de vida forzará a tu cuerpo a ajustarse al cambio, por lo que los resultados pueden variar. Puedes comenzar a sentirte mejor y más saludable a la semana o puede tomarse un mes o más el sentirte libre de síntomas de sensibilidad o intolerancia al gluten. Los celíacos requieren de un año completo de comer sin gluten para reparar el daño intestinal. Sin embargo, si te mantienes firme en la dieta, veras resultados y te sentirás mejor más rápido.

Apoyo

Tu decisión de vivir sin gluten debería enorgullecerse, no importa cómo llegaste a tomarla. Es una buena idea establecer un sistema de soporte o apoyo con tus familiares y amigos. Comparte con ellos tu cambio de estilo de vida y lo que conlleva. Te sorprenderá cuánta gente te apoya e incluso ha pensado en aplicar el mismo camino en su casa.

Informa a tu médico de este cambio, si es que no fue hecho por prescripción médica. La mayoría de los profesionales de la salud apoyan este tipo de cambios dietarios.

Estar bien informado es importante; ten en cuenta revistas, libros y sitios web. Sin embargo, asegúrate de explorar la credibilidad de las fuentes, o terminaras expuesto a demasiada información conflictiva.

Hay muchos foros online donde puedes obtener apoyo y conocer gente. Encontrarás útil intercambiar opiniones e información con gente que está pasando por cambios similares en su estilo de vida.

Poder intercambiar recetas, o descargarte cuando te sientes desalentado o también recibir estímulo cuando lo necesitas es realmente importante. También puedes ofrecer tu apoyo a otros, ya que no todo es recibir.

No subestimes el valor de este tipo de apoyo, ya que ayuda a educar a la sociedad acerca de las dietas libres de gluten. Esto también genera que haya productos libres de gluten en restaurantes y tiendas de comestibles.

Si tienes hijos, asegúrate de que sus cuidadores y maestros sepan que siguen una dieta sin gluten . Puedes enviarles su almuerzo a diario, ya que el menú que ofrece la escuela no será el adecuado, seguramente.

También es probable que tengas que proveer refrigerios pero si sientes que es el método correcto, entonces sus cuidadores y la escuela deben trabajar contigo. Verifica si hay alguna clase de cocina sin gluten en tu comunidad.

Esa puede ser una gran forma de aprender nuevos métodos de cocina, probar recetas deliciosa y hacer amigos con quienes podrás contar a medida que tu y ellos se acostumbran a los cambios dietarios. Trabajar con un nutricionista es tambien util

Conclusión

La inflamación es la respuesta del cuerpo a la invasión de organismos foráneos o locales para eliminar esos agentes invasores. Cuando un microorganismo o cualquier otro agente irritante entra al cuerpo, el sistema inmune del cuerpo se activa y trata de eliminar al invasor, minimizar la herida y comenzar el proceso de sanación en el sitio de la herida.

La inflamación a menudo se asocia a la infección, pero es importante recordar que la mayoría de las infecciones pueden causar inflamación, pero no toda inflamación significa que hay infección. La inflamación es un elemento importante del proceso de sanación; sin ella, el proceso de sanación no puede comenzar. Sin embargo, en algunos casos puede dar lugar a enfermedades autoinmunes como la artritis reumatoidea, la enfermedad de Addison, y otras. Es por eso que el cuerpo monitorea la inflamación de cerca y debemos buscar tratamiento médico cuando es necesario.

La inflamación aguda comienza luego de la herida e intenta contrarrestar la herida eliminando los invasores e iniciando el proceso de sanación. Si la inflamación aguda no logra eliminar los agentes invasores del sitio de la herida, lleva a inflamación crónica que generalmente comienza pocos días después de la inflamación aguda y puede durar mese o años. Existen algunos análisis de sangre para detectar inflamación. Durante la inflamación. varios cambios vasculares y químicos se suceden y causan picazón, hinchazón, coloración roja y dolor en el área afectada.

Los malos hábitos alimentarios, la vida sedentaria, mucho stress, sueño inadecuado y una vida demasiado activa son factores de riesgo para la inflamación. Al ajustar nuestro estilo de vida y hábitos alimenticios, los síntomas de la inflamación pueden aliviarse. Algunas hierbas y alimentos tienen efectos antiinflamatorios y pueden ser beneficiosos en el tratamiento de desórdenes inflamatorios. Algunos medicamentos para la inflamación también pueden ser útiles para tratar este desorden.

Espero que este libro te haya dado las herramientas para comenzar tu camino hacia una dieta antiinflamatoria / libre de gluten. La inflamación causada por enfermedades autoinmunes es exacerbada por el gluten y muchas personas son sensibles al gluten.

Lamentablemente, no hay un análisis para detectar la sensibilidad al gluten; solo para detectar la celiaquía. El mejor test eres TU! Tu cuerpo te dice si está enfermo y te dira cuando empiece a mejorar. Nunca sabremos hasta que comiences tu dieta libre de gluten. No crees que lo mereces? Porque yo sí!

Lectura recomendada

<u>Masaje tántrico para parejas</u>: Guía esencial para hacer el amor y masajes en pareja

https://amzn.to/2UoVw7s

<u>EL TERCER OJO</u>: PODER MENTAL, INTUICIÓN Y CONCIENCIA PSÍQUICA

https://amzn.to/2Elpqop

Apéndice

Puedes consumir cualquier producto libre de gluten incluyendo:
- Amaranto
- Trigo sarraceno
- Harina de maíz
- Sémola
- Mijo
- Montina
- Quinoa
- Arroz
- Sorgo
- Soja
- Aceite vegetal

Materias primas comunes:
- Queso (la mayoría, pero lee las etiquetas)
- Frijoles
- Manteca
- Carnes magras
- Legumbres
- Fruta fresca
- Frutos de mar frescos
- Vegetales frescos
- Margarina
- Leche
- Yogurt (natural, consulta las etiquetas de los saborizados)

Referencias

http://www.heart.org/HEARTORG/Conditions/Inflammati
on-and-HeartDisease_UCM_432150_Article.jsp#

http://www.thesurvivaldoctor.com/2013/02/23/inflammati
on-and-your-hearttreatment-explanation-and-advice/

http://www.patient.co.uk/health/Blood-Test-Detecting-
Inflammation.htm

http://scdlifestyle.com/2012/10/chronic-inflammation-
signs-symptoms-andtesting/

http://kimberlysnyder.net/blog/2012/09/22/9-foods-that-
cause-inflammationand-9-that-fight-it/

http://www.medicalnewstoday.com/articles/248423.php

http://www.webmd.com/arthritis/about-
inflammation?page=2

http://www.ncbi.nlm.nih.gov/pubmedhealth/PMH0009852
/

https://www.womentowomen.com/inflammation/causes-of-inflammation/

http://www.marksdailyapple.com/what-is-inflammation/#axzz3LHbGyhPY

http://www.nlm.nih.gov/medlineplus/ency/article/000438.htm

http://www.health.com/health/gallery/0,,20705881_2,00.html

http://www.britannica.com/EBchecked/topic/287677/inflammation/214909/Chr onic-inflammation

http://lpi.oregonstate.edu/ss07/inflammation.html

http://courses.washington.edu/conj/inflammation/acuteinflam.htm

http://www.preservearticles.com/2012032028120/what-is-the-mechanism-ofacute